五大核心处方助力心脏康复
药物处方

名誉主编　胡大一

主　　编　孟晓萍　沈　琳

副 主 编　范志清　戴若竹　王东伟　李景君　涂　玲

编　　委　（按姓氏笔画排序）

王　旭　申晓彧　由倍安　任爱华　刘美霞

许　滔　李　畅　李亚莉　李秀丽　李晓川

杨　莉　杨　雪　张存泰　张树峰　陆　晓

陈　建　范瑀轩　孟宇博　赵韶华　耿　丽

耿庆山　晋　军　殷春媛　高　鹏　曹爱红

梁锦铭　斯琴高娃　董少红　惠海鹏　谢　萍

人民卫生出版社

·北京·

图书在版编目（CIP）数据

五大核心处方助力心脏康复. 药物处方 / 孟晓萍，沈琳主编. — 北京：人民卫生出版社，2024.1（2024.10重印）

ISBN 978-7-117-35599-5

Ⅰ.①五… Ⅱ.①孟… ②沈… Ⅲ.①心脏病－药物疗法－康复医学－普及读物 Ⅳ.①R541.09-49

中国国家版本馆 CIP 数据核字（2023）第 217604 号

人卫智网	www.ipmph.com	医学教育、学术、考试、健康，购书智慧智能综合服务平台
人卫官网	www.pmph.com	人卫官方资讯发布平台

五大核心处方助力心脏康复：药物处方
Wu Da Hexin Chufang Zhuli Xinzang Kangfu：Yaowu Chufang

主　　编：孟晓萍　沈　琳
出版发行：人民卫生出版社（中继线 010-59780011）
地　　址：北京市朝阳区潘家园南里 19 号
邮　　编：100021
E - mail：pmph @ pmph.com
购书热线：010-59787592　010-59787584　010-65264830
印　　刷：北京盛通数码印刷有限公司
经　　销：新华书店
开　　本：889×1194　1/32　印张：4.5
字　　数：105 千字
版　　次：2024 年 1 月第 1 版
印　　次：2024 年 10 月第 2 次印刷
标准书号：ISBN 978-7-117-35599-5
定　　价：30.00 元
打击盗版举报电话：010-59787491　E-mail：WQ @ pmph.com
质量问题联系电话：010-59787234　E-mail：zhiliang @ pmph.com
数字融合服务电话：4001118166　E-mail：zengzhi @ pmph.com

序

2012年我们一起走向中国心脏康复事业的新征程，11年过去了，我们始终不忘"时时考虑患者利益，一切为了人民健康"的宗旨和初心。将心脏康复拓展为心肺（肾）预防与康复的大平台，目的是从根本上扭转和改变当时医疗机构及其从业人员火烧中段、两头不管，以及只治不防、越治越忙的被动局面，改变被动、碎片化的医疗模式，推动"以治病为中心"向"以人民健康为中心"的伟大战略转移。我们与时俱进，创新性地提出"五大处方"的全面综合管理，将双心医学、体医融合等关乎人民健康的重大问题有机融入我国心肺（肾）预防与康复方案。第一次制定了符合我国国情的心肺预防康复行业标准，并且利用国家卫健委的全国心血管疾病管理能力评估与提升工程（CDQI）项目，分期、分批做国家标准化心脏康复中心、培训基地和示范中心的认证。我们的团队是全国心血管疾病管理能力评估与提升工程项目认证的五大中心中工作最实、最好，也是最有活力、最具影响力的团队。

我们精心设计了国际一流的数据注册平台，为我国心肺（肾）预防与康复事业的可持续发展提供数据与证据支撑，也为开展相关科研工作提供了支持，并且为与国际接轨奠定了基础。我们与国际心肺预防与康复学术机构——美国梅奥医院、日本仙台群马医院等名院、名校建立了学术交流和人才培养的机制。我们组织我国从事心肺预防与康复事业的骨干到美国梅奥医院进修学习，到日本和德国留学，让大家打开了眼界，明确了方向，提升了水平。

在实践中我们发现，心脏康复"五大处方"的落地还存在许多问题。运动处方注重患者安全，但在如何体现"运动是良药"的效果方面还有欠缺。其他4个处方，也需要通过更深入的培训以提升处方质量。我们边实践，边学习，努力探索符合我国国情的心脏康复事业的规律，我们认为需要编写一套心脏康复"五大处方"丛书，为从事心脏康复的医务工作者提供整体性的指导。我们组织了国内心脏康复的专家撰写，这本书具有先进性和实用性，相信能对我们心脏康复的"五大处方"有临床指导的意义。

前途是光明的，道路是曲折的。革命尚未成功，同志仍需努力！

在此，向11年来所有为我国预防与康复事业努力奋斗、甘于奉献、勇于探索的各界朋友们及参与编写此书的专家们致以崇高的敬意！

2023年3月

前言

心脏康复是心血管内科的一门分支，是心血管治疗体系中重要的组成部分，对于心脏病患者的心脏康复是十分必要的，可以提高患者的生活质量，有效地减少心血管疾病的发病率及死亡率。我国的心脏康复事业在胡大一老师的带领下经过 11 年的"抗战"取得了阶段性的胜利，心脏康复以星火燎原之势在全国蓬勃发展。这 11 年是我们奋斗实践的 11 年，是中国心脏康复快速发展的 11 年，也是硕果累累的 11 年。我国心脏康复事业从小到大，从弱到强，从 2012 年 6 家心脏康复中心发展为现在 346 家国家标准化心脏康复中心，这 11 年我们积极探索中国心脏康复的发展模式，建立了心内科心脏康复一体化模式，使心脏康复的发展步伐迈得更大。胡大一教授把"五大处方"融于心脏康复的治疗中，"五大处方"已成为我们心脏康复的核心，包括药物处方、运动处方、营养处方、心理处方和戒烟处方。帮助心脏康复患者提高了生活质量，回归正常社会生活，使心绞痛、心肌梗死及心血管事件发病率明显下降。"五大处方"具有广泛的实用性，不仅适用于心脏康复，也适用于其他领域的治疗。

在落实"五大处方"的实践中，我们发现各心脏康复中心还存在一定的差距。为了更好地使心脏康复为患者服务，更好地把"五大处方"落地，我们组织专家编写了"五大核心处方助力心脏康复"丛书，这套丛书不仅适合三甲医院的医生，也适合基层心脏康复医生。一共5个分册，本册是药物处方分册。

药物治疗是医生在临床中最基本的治疗方法，尤其是针对心血管疾病患者，如何在临床应用上让药物处方运用得合理、精确、有效，需要我们进一步地学习和了解一些药物对运动耐量的影响，规范化制定药物处方，以给患者带来最大的获益。这本书详细解读了从一级预防到三级预防的药物处方。希望能够给临床医生在药物治疗上提供有益的借鉴。

孟晓萍
2023 年 4 月

目录

第一章 心脏康复一级预防的药物处方

第一节
一级预防的定义

目前，我国心血管疾病的患病率和发生率仍呈现上升的趋势，据 2021 年统计结果显示，心血管疾病患病人数已达 3.3 亿，患者的医疗负担持续加重。心血管疾病的治疗手段虽日益增多，但患者却"越治越多"，这背后到底存在着什么原因呢？调查数据显示，近 50 年来，在心血管疾病危险因素中，除了吸烟率略有下降外，高血压、糖尿病、血脂异常、肥胖等均快速增长，绝大多数人群存在引发心血管疾病的危险因素，理想的心血管健康人群仅占调查总人数的 0.2%。多项大型临床研究证明，以生活方式干预和危险因素防控为核心的心血管疾病一级预防可有效延缓或避免心血管事件的发生。心血管疾病的一级预防是指在心血管事件发生之前，通过控制高血压、血脂异常、糖尿病、吸烟等心血管疾病主要危险因素，降低心血管临床事件发生风险的预防措施。

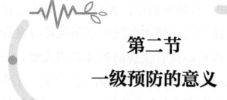

第二节
一级预防的意义

随着我国人口老龄化和居民生活方式的改变，心血管疾病已成为威胁我国人民生命和健康的重大公共卫生问题，其每年导致死亡人数达 400 万，占总死亡人数的 40% 以上，也是伤残和寿命损失的重要原因。随着我国人口心血管疾病危险因素水平上升，心血管疾病的发病率和死亡率持续升高，以缺血性心脏病为主的动脉粥样硬化性心血管疾病（atherosclerotic cardiovascular disease，ASCVD）死亡率升高得更为明显。经研究证实，动脉粥样硬化的发生、发展是一个漫长的过程，其早期病变在儿童时期就已经存在，若不及时控制，在中老年期发生动脉粥样硬化性疾病的概率会更高。在动脉粥样硬化性疾病中，尤以冠心病和卒中为重，其常在首次发病就有致残、致死的风险。所以，有效地控制致病因素将延缓或阻止动脉粥样硬化病变、发展成心血管疾病，减少心脑血管事件的发生，降低患者的致残率和死亡率，提高人群健康水平。研究显示，西方国家人群心血管疾病死亡率下降，其中 40%～70% 归因于危险因素控制。综上所述，虽然目前我国人群一些不良生活方式的现状和危险因素的防控效果有所改善，但距离健康中国的目标仍有较大差距。倡导全民健康生活方式是预防心血管疾病的基本策略，同时需进一步规范高血压、血脂异常和糖尿病等危险因素的检出、诊断和治疗，提升患者知晓率、治疗率和控制率。进行生活方式干预和危险因素防控是心血管疾病一级预防的核心，也是心血管疾病防控体系的关键。一级预防的决策制定应该由临床工作人员和患者共同完成。工作人员应该和患者及其家属共同讨论个性化的 ASCVD 风险评估、预防策略及其所带来的潜在益处。

4

第三节
适合一级预防的疾病

随着人口老龄化和不良生活方式的流行，患有高血压、高脂血症、糖尿病、高尿酸血症、高同型半胱氨酸、肥胖症、代谢综合征等疾病的患者人数快速增加，此类患者除需进行生活方式及心理情绪干预外，大部分患者还需应用规范的药物治疗来控制心血管疾病的危险因素进而避免心血管事件的发生。药物处方管理是心脏康复的重要内容，应遵循如下原则：①规范化用药；②个体化用药；③关注药物的相互作用和不良反应；④关注药物对运动耐量的影响；⑤提高患者的服药依从性；⑥发挥临床药师的作用。

第四节
高血压的规范用药

    高血压是指以体循环动脉血压增高为主要特征，可伴有心、脑、肾等脏器功能或器质性损伤的综合征，是我国人群脑卒中及冠心病发病及死亡的主要危险因素。在未应用抗高血压药物时，如非同日测量 3 次，血压大于等于 140/90mmHg 便可诊断为高血压病。国际高血压学会（ISH）制定了《ISH2020 国际高血压实践指南》，提供了用于定义高血压的动态血压和家庭血压标准，这些对于血压的定义适用于所有成年人（18 岁及以上），见表 1-4-1。根据高血压的严重程度及是否合并其他心血管危险因素，对高血压进行危险分级（表 1-4-2）及危险分层（表 1-4-3），以帮助指导高血压治疗和判断疾病的预后。

表 1-4-1　基于诊室血压、动态血压和家庭血压的高血压标准

单位: mmHg

分类	收缩压 / 舒张压
诊室血压	≥ 140 和 / 或 ≥ 90
动态血压	
24 小时平均值	≥ 130 和 / 或 ≥ 80
白天（或清醒状态）的平均值	≥ 135 和 / 或 ≥ 85
夜晚（或睡眠状态）的平均值	≥ 120 和 / 或 ≥ 70
家庭血压	≥ 135 和 / 或 ≥ 85

表 1-4-2　中国高血压分级

单位: mmHg

分类	收缩压		舒张压
正常血压	< 120	和	< 80
正常高值	120~139	和 / 或	80~89
高血压	≥ 140	和 / 或	≥ 90
1 级高血压	140~159	和 / 或	90~99
2 级高血压	160~179	和 / 或	100~109
3 级高血压	≥ 180	和 / 或	≥ 110
单纯收缩期高血压	≥ 140	和	< 90

注: 当收缩压与舒张压属不同级别时应该取较高的级别分类。

表 1-4-3　高血压心血管危险分层

其他危险因素	血压水平		
	1 级	2 级	3 级
无其他危险因素	低危	中危	高危
1~2 个危险因素	中危	高危	极高危
≥ 3 个危险因素或合并靶器官损害	高危	高危	极高危
有并发症或合并糖尿病	极高危	极高危	极高危

注: 其他危险因素, 包括吸烟, 血胆固醇 > 220mg/dL, 男性年龄 > 55 岁, 女性 > 65 岁, 早发心血管疾病家族史 (发病年龄: 女性 < 65 岁, 男性 < 55 岁); 靶器官损害, 包括左心室肥厚, 蛋白尿或 / 和血肌酐轻度升高, 有动脉粥样斑块, 视网膜动脉局灶或广泛狭窄; 并发症, 包括心脏疾病, 脑血管疾病, 肾脏疾病, 血管疾病, 高血压视网膜严重病变。

　　高血压的治疗包括生活方式干预和药物干预。建议对所有高血压患者进行生活方式干预, 包括减少盐的摄入、鼓励全谷食物、水果和新鲜蔬菜的摄入、控制体重、规律运动、限制饮酒、戒烟、减轻压力、减少暴露在空气污染和低温环境中。药物治疗对象包括：高血压 2 级及以上患者；高血压合并糖尿病，或者已有心、脑、肾靶器官功能损害或并发症的患者；凡血压持续升高，改善生活方式后血压仍未获得有效控制者；高危和极高危患者（必须使用降压药物强化治疗）。

降压治疗的目标血压分为基本标准和最佳标准。基本目标为血压较基础水平至少降低 20/10mmHg，最好是低于 140/90mmHg；最佳目标为小于 65 岁人群目标血压低于 130/80mmHg（不宜低于 120/70mmHg），而大于 65 岁人群目标血压低于 140/90mmHg，但应根据虚弱程度、独立生活能力和可耐受情况设定个体化的血压目标。应尽早将血压降低到上述目标血压，但并非越快越好。大多数高血压患者应根据病情在数周至数月将血压逐渐降至目标水平，老年患者、病程较长或已有靶器官损害或有并发症的患者降压速度宜适度缓慢。降压药物治疗应遵循小剂量开始，优先选择长效药物、联合用药及个体化的原则。常用五大类降压药物均可作为高血压患者初始或维持治疗的选择药物，2 级及以上高血压患者常需要联合治疗。

下面具体介绍五大类降压药物。

一、利尿剂

小剂量使用利尿剂主要可减少血管壁钠离子含量，使细胞内钙离子减少，降低外周血管阻力起到降压效果，降压起效较平稳、缓慢，持续时间相对较长，作用持久，适用于大多数无禁忌证的高血压患者的初始和维持治疗，尤其对单纯收缩期高血压、盐敏感性高血压、合并肥胖或糖尿病患者，以及更年期女性、合并心力衰竭和老年高血压患者均有较强的降压效应。主要不良反应是低血钾和影响血脂、血糖、血尿酸的代谢，往往发生在大剂量应用时，因此推荐小剂量使用。利尿剂分为噻嗪类利尿剂、袢利尿剂和保钾利尿剂3类。噻嗪类利尿剂主要作用于远曲小管近端，可单独用于治疗早期高血压，或与其他降压药联合治疗中度、重度高血压。代表药物包括：①氢氯噻嗪，其常用剂量12.5~25毫克，每日1次，口服，其作用持续时间16~24小时，半衰期为9~10小时；②吲达帕胺，其常用剂量1.25~2.5毫克，每日1次，口服，其作用持续时间24小时，半衰期为18小时。保钾利尿剂不提倡作为高血压的基础用药，可用于原发性醛固酮增多症导致的高血压。保钾利尿剂代表药物是螺内酯，常用剂量10~40毫克，每日1~2次，口服，其作用持续时间12~96小时，半衰期为13~24小时。袢利尿剂主要用于合并肾功能不全、心力衰竭的高血压患者。袢利尿剂代表药物为呋塞米，常用剂量20~40毫克，每日1~2次，口服，其作用持续时间6~8小时，半衰期为30~60分钟。

二、钙通道阻滞剂

钙通道阻滞剂主要通过阻滞电压依赖L型钙通道减少细胞外钙离子进入血管平滑肌细胞内，减少兴奋－收缩偶联，降低阻力血管的收缩反应。降压疗效强、起效迅速，对血脂、血糖等无明显影响，患者服药依从性好，药效呈剂量依赖性，适用于轻度、中度、重度高血压。相对于其他降压药物，钙通道阻滞剂具有以下优势：对老年患者有较好降压疗效，高钠摄入和非甾体抗炎药物不影响降压疗效，对嗜酒患者也有显著降压作用，可用于合并糖尿病、冠心病或外周血管疾病患者，长期治疗还具有抗动脉粥样硬化作用。主要不良反应是易引起心率增快、面部潮红、头痛、下肢水肿等。钙通道阻滞剂分为二氢吡啶类和非二氢吡啶类两类，前者以硝苯地平、氨氯地平为代表，后者有维拉帕米、地尔硫䓬为代表。钙通道阻滞剂根据药物作用持续时间又可分为短效和长效两类。二氢吡啶类钙通道阻滞剂可作为一线降压药物用于各年龄段、各种类型的高血压患者，疗效的个体差异较小，只有相对禁忌证，没有绝对禁忌证。

代表药物包括以下几种。

①硝苯地平　分为长效和短效两类。

（1）短效硝苯地平：

不适合作为高血压的基础用药，常用剂量为10毫克，口服15分钟即可起效，1~2小时作用达高峰；舌下给药2~3分钟起效，20分钟血药浓度达到高峰。

（2）长效硝苯地平：

包括硝苯地平缓释片和硝苯地平控释片。缓释片的常用剂量为10~20毫克，口服后缓慢释放，可在胃肠道迅速被吸收，在1.6~4小时血药浓度达到高峰，每服用1次可以维持最低有效浓度长达12小时，每天服用2次。控释片的常用剂量为30毫克，在服药之后的24小时内以恒定的速度释放，半衰期为4~5小时，漏服一次后，即完全失去其降压效应，因此硝苯地平控释片一般是每日服药1次。

②氨氯地平　常用剂量为5毫克，氨氯地平与硝苯地平同属二氢吡啶类钙通道阻滞剂，但氨氯地平半衰期长（35~50小时），连续给药7~8天后，才能达至稳态血药浓度。因此，高血压患者用药后，1~2周后才能平稳降压，剂量调整

应在 7 ~ 14 天后开始进行，并且漏服后对血压影响不大；

③ **非洛地平**　为钙离子阻滞剂，与上述两者作用机制相似，常用剂量 5 ~ 10 毫克，每日 1 次，口服，半衰期为 11 ~ 14 小时，起效时间较硝苯地平慢，而非洛地平对心脏的影响很小。非洛地平不会加重心衰的症状，可用于心衰患者。

④ **非二氢吡啶类钙通道阻滞剂**　适用于伴有冠心病心绞痛的轻中度高血压患者。主要不良反应是抑制心肌收缩和传导功能，不宜在心力衰竭、窦房结功能低下或心脏传导阻滞患者中应用。代表药物包括：①维拉帕米，常用剂量为 120 ~ 240 毫克，每日 3 次，口服，其达峰时间为 5 ~ 7 小时，半衰期为 4 ~ 7 小时；②地尔硫䓬，常用剂量为 30 ~ 90 毫克，每日 2 ~ 3 次，口服，其达峰时间为 2 ~ 3 小时，半衰期为 3.5 小时。

三、血管紧张素转化酶抑制剂

血管紧张素转化酶抑制剂（ACEI）主要通过抑制循环和组织中的血管紧张素转化酶（ACE），降低循环中血管紧张素 Ⅱ 水平，消除其直接的缩血管作用，同时抑制激肽酶使缓激肽降解减少。其降压起效缓慢，3 ~ 4 周时达最大作用，限制钠盐摄入或联合使用利尿剂可使其起效迅速和作用增强。ACEI 具有改善胰岛素抵抗和减少尿蛋白作用，对肥胖、糖尿病和心脏、肾脏靶器官受损的高血压患者具有较好的疗效，特别适用于伴有心力衰竭、心肌梗死、房颤、蛋白尿、糖耐量减低或糖尿病肾病的高血压患者。其不良反应主要有刺激性干咳和血管神经性水肿。妊娠妇女和双侧肾动脉狭窄、高钾血症（＞6.0mmol/L）患者禁用。血肌酐水平显著升高（＞265μmol/L）、高钾血症（＞5.5mmol/L）、有症状的低血压（＜90mmHg），以及左室流出道梗阻的患者慎用，应定期监测血肌酐及血钾水平。其代表药物包括：①卡托普利，常用剂量为12.5～75毫克，每日3次，口服，其达峰时间为1～1.5小时，半衰期为2小时；②培哚普利，常用剂量为4～8毫克，每日1次，口服，达峰时间为2小时，半衰期为8小时；③依那普利，常用剂量5～40毫克，每日1次，口服，其达峰时间为1小时，半衰期为11小时；④贝那普利，常用剂量为5～40毫克，每日1次，口服，其达峰时间为2～4小时，半衰期为11小时；⑤赖诺普利，常用剂量为5～40毫克，每日1次，口服，其达峰时间为6～8小时，半衰期为12小时；⑥雷米普利，常用剂量为2.5～10毫克，每日1次，口服，其达峰时间为2～4小时，半衰期为13～17小时。

四、血管紧张素Ⅱ受体阻滞剂

血管紧张素Ⅱ受体阻滞剂（ARB）通过阻断血管紧张素Ⅱ与其一型受体相结合，发挥降压作用。其降压起效缓慢，但持久而平稳。多数ARB随剂量增大降压作用增强，治疗剂量窗较宽。其最大特点是直接与药物有关的不良反应较少，一般不引起刺激性干咳，持续治疗依从性高。治疗对象和禁忌证与ACEI相同。其代表药物包括：①缬沙坦，常用剂量为80～160毫克，每日1次，口服，其达峰时间为2小时，半衰期为9小时；②替米沙坦，常用剂量为40～80毫克，每日1次，口服，达峰时间为0.5～1小时，半衰期为20小时；③厄贝沙坦，常用剂量为150～300毫克，每日1次，口服，其达峰时间为1小时，半衰期为11～15小时；④奥美沙坦，常用剂量为20～40毫克，每日1次，口服，其达峰时间为1~2小时，半衰期为13小时；⑤坎地沙坦，常用剂量为4~16毫克，每日1次，口服，其达峰时间为2~10小时，半衰期为9小时。

沙库巴曲缬沙坦为脑啡肽酶抑制剂，是一种新型的降压药物，其有效对抗肾素血管紧张素系统和交感系统神经激活产生的有害作用，起到排钠、排水、扩血管的效果，可用于降压治疗。适用于老年高血压、盐敏感性高血压、高血压合并心力衰竭、慢性肾脏病、肥胖的人群。其禁忌证与ACEI相同，不能与ACEI合用，必须在停止ACEI治疗36小时后才能服用，禁用于有ACEI或ARB治疗相关的血管性水肿病史的患者，禁用于遗传性或特发性血管性水肿的患者。降压使用的常规剂量为100~200毫克，每日1次，口服，对于难治性高血压可增至300~400毫克，每日1次，口服。对于心衰的治疗，剂量与作用成正比。

🌿 五、β受体阻滞剂

β受体阻滞剂主要通过抑制交感神经系统减慢心率发挥降压作用。降压起效较强而且迅速，适用于不同程度高血压患者，尤其适用于伴快速性心律失常、冠心病、慢性心力衰竭、主动脉夹层、交感神经活性增高以及高动力状态的高血压患者，对老年高血压患者疗效相对较差。主要不良反应有心动过缓、乏力、四肢发冷、睡眠障碍、感觉异常。同时，β受体阻滞剂还能增加胰岛素抵抗，可能会掩盖低血糖症状和延长低血糖反应时间，使用时应注意。心源性休克、急性失代偿性心力衰竭、病态窦房结综合征、Ⅱ度房室传导阻滞、Ⅲ度房室传导阻滞、支气管哮喘、伴有坏疽危险的严重外周血管疾病患者不能使用。

β受体阻滞剂可分为两类：非选择性β受体阻滞剂和选择性 β_1 受体阻滞剂。

（1）非选择性β受体阻滞剂：

作用于β和 α_1 受体，代表药物包括：①普萘洛尔，常用剂量为10~30毫克，每日3次，口服，其达峰时间为1~1.5小时，半衰期为2~3小时；②卡维地洛，常用剂量为12.5~50毫克，每日2次，口服，其达峰时间为1小时，半衰期为6~7小时；③拉贝洛尔，常用剂量为50~100毫克，每日3次，口服，其达峰时间为1~2小时，半衰期为5.5小时。

（2）选择性 β_1 受体阻滞剂：

出于安全性考虑，更多被临床采用。其代表药物包括：①比索洛尔，常用剂量为2.5~10毫克，每日1次，口服，其达峰时间为3~4小时，半衰期为10~12小时；②美托洛尔酒石酸盐，常用剂量为50~100毫克，每日2次，口服，其达峰时间为1~2小时，半衰期为3~4小时；③琥珀酸美托洛尔（缓释剂），常用剂量为47.5~190毫克，每日1次，口服，其达峰时间为3~7小时，半衰期为12~24小时。

◆高血压患者规范用药小贴士

1. 降压药物一般于晨起空腹服用。
2. 尽量选用长效降压药物进行治疗。
3. 当单药控制血压效果不理想时，需采用两种或多种降压药物联合治疗，联合用药应避免使用同一类药物。
4. 利尿剂应较少单独使用，应作为联合用药的基本药物使用。

5. 在我国临床应用中，主要推荐应用以钙通道阻滞剂（CCB）为基础的优化联合治疗方案。包括：①二氢吡啶类 CCB 联合 ARB；②二氢吡啶类 CCB 联合 ACEI；③二氢吡啶类 CCB 联合噻嗪类利尿剂。

6. β受体阻滞剂的使用剂量应个体化，需根据患者初始心率调整药物，避免突然停药导致撤药综合征。

7. 降压治疗的核心方式是 24 小时降压达标并长期保持，个体化选择降压方案是降压治疗的基本原则，每种降压方案均有其适用的高血压患者，应规律监测患者血压，根据血压变化情况调整适合自己的降压药物。

第五节
高脂血症的规范用药

　　血脂是血清中胆固醇、甘油三酯（TG）和类脂等的总称，与临床密切相关的是胆固醇和 TG，临床上血脂检测基本项目是总胆固醇（TC）、TG、低密度脂蛋白胆固醇（LDL-C）和高密度脂蛋白胆固醇（HDL-C）。高脂血症通常指血清中胆固醇和 / 或 TG 水平升高，具体血脂合适水平及异常分层标准，见表 1-5-1。从实用角度出发血脂异常可进行简易的临床分类，见表 1-5-2。血脂异常的主要危害是增加 ASCVD 的风险，LDL-C 和 TC 水平对个体或群体 ASCVD 发病危险具有独立预测作用，依据 ASCVD 发病风险采取不同程度干预措施是血脂异常防治的核心策略。

表 1-5-1　中国 ASCVD 一级预防人群血脂合适水平和异常分层标准

单位：mmol/L（mg/dL）

分层	TC	LDL-C	HDL-C	非 HDL-C	TG
理想 水平		< 2.6 （100）		< 3.4 （130）	
合适 水平	< 5.2 （200）	< 3.4 （130）		< 4.1 （160）	< 1.7 （150）

续表

分层	TC	LDL-C	HDL-C	非HDL-C	TG
边缘升高	≥5.2（200）且<6.2（240）	≥3.4（130）且<4.1（160）		≥4.1（160）且<4.9（190）	≥1.7（150）且<2.3（200）
升高	≥6.2（240）	≥4.1（160）		≥4.9（190）	≥2.3（200）
降低			<1.0（40）		

表1-5-2　血脂异常临床分类

项目	TC	TG	HDL-C
高胆固醇血症	增高		
高TG血症		增高	
混合型高脂血症	增高	增高	
低HDL-C血症			降低

一、TC 管理与 ASCVD

　　临床上应根据患者 ASCVD 危险程度决定是否启动降脂药物治疗，已诊断 ASCVD 者直接列为极高危人群，立即启动降脂药物治疗；不同 ASCVD 危险人群降 LDL-C/非 HDL-C 治疗的达标值，见表1-5-3。降脂治疗包括生活方式干预及药物干预。饮食治疗和改善生活方式是血脂异常治疗的基础，包括限制胆固醇、脂肪和碳水化合物的摄入，以及控制体重、戒烟、限制饮酒、规律运动等。调脂药物大体上包括两大类：①主要降低胆固醇的药物；②主要降低 TG 的药物。下面主要介绍降低胆固醇的药物。

表 1-5-3　不同 ASCVD 危险人群降 LDL-C/ 非 HDL-C 治疗达标值

单位: mmol/L（mg/dL）

危险等级	LDL-C	非 HDL-C
低危、中危	< 3.4 （130）	< 4.1 （160）
高危	< 2.6 （100）	< 3.4 （130）
极高危	< 1.8 （70）	< 2.6 （100）

注:《中国血脂管理指南（2023 年）》增加了"超高危"的概念，并要求超高危组低密度脂蛋白胆固醇降低至 1.4mmol/L 以下。非 HDL-C 计算方法: 总胆固醇—HDL-C。

❶ 他汀类药物　抑制胆固醇合成限速酶 HMG-CoA 还原酶，减少胆固醇合成，加速血清低密度脂蛋白（LDL）分解。能显著降低血清 TC、LDL-L 水平，也能降低血清 TG 水平和轻度升高 HDL-L 水平。用于高胆固醇血症、混合型高脂血症和 ASCVD 患者。主要不良反应是肝功能异常，表现为转氨酶升高，呈剂量依赖性。血清谷丙转氨酶（ALT）和 / 或血清谷草转氨酶（AST）升高达正常值上限 3 倍以上及合并总胆红素升高患者应减量或停药，其他不良反应还包括肌痛、肌炎和横纹肌溶解，长期服用有增加新发 2 型糖尿病的风险。他汀类药物是血脂异常药物治疗的基石，推荐将中等强度他汀类药物作为血脂异常人群的常用药物。目前国内临床上常用的药物包括

阿托伐他汀、瑞舒伐他汀、匹伐他汀、辛伐他汀、普伐他汀和氟伐他汀。不同种类与剂量的他汀类药物降胆固醇幅度有较大差别，具体差别见表1-5-4。他汀类药物可在任意时间段每天服用1次，但在晚上服用时LDL-L降低幅度可稍有增加。他汀类药物应用取得预期疗效后应继续长期服用，如能耐受应避免停用。

表1-5-4 他汀类药物降胆固醇强度

单位：mg

高强度 （每日剂量可降低 LDL-C ≥ 50%）	中等强度 （每日剂量可降低 LDL-C25%~50%）
阿托伐他汀 40~80	阿托伐他汀 10~20
瑞舒伐他汀 20	瑞舒伐他汀 5~10
	氟伐他汀 80
	匹伐他汀 2~4
	普伐他汀 40
	辛伐他汀 20~40

❷ **胆固醇吸收抑制剂** 能有效抑制肠道内胆固醇的吸收，代表药物是依折麦布，IMPROVE-IT研究表明ACS患者在辛伐他汀基础上加用依折麦布能够进一步降低心血管事件。依折麦布推荐剂量为10毫克，每日1次，口服，安全性和耐受性良好，其不良反应主要表现为头疼和消化道症状，与他汀类药物联用也可发生转氨酶增高和肌痛等不良反应，禁用于妊娠期和哺乳期患者。

❸ **普罗布考** 通过掺入 LDL 颗粒核心中影响脂蛋白代谢，使 LDL 易通过非受体途径被清除。普罗布考常用剂量为每次 0.5 克，每日早晚两次口服，主要适用于高胆固醇血症患者，常见不良反应为胃肠道反应，极为少见的严重不良反应为 Q-T 间期延长。室性心律失常、Q-T 间期延长、血钾过低者禁用。

❹ **PCSK9 抑制剂** PCSK9 的全称为前蛋白转化酶枯草杆菌蛋白酶 Kexin-9。其作用机制：PCSK9 与肝细胞表面的低密度脂蛋白受体相关蛋白（LDLR）结合，可导致 LDLR 降解，减少肝细胞表面的 LDLR 数量，从而导致血液中 LDL-C 的清除。PCSK9 抑制剂的降脂机制是 PCSK9 抑制剂特异性地与 PCSK9 结合，从而阻止 PCSK9 与 LDLR 的结合，抑制 PCSK9 介导的 LDLR 降解，增加肝细胞表面 LDLR 的数量，降低 LDL-C 水平。PCSK9 抑制剂（依洛尤单抗注射液、阿利西尤单抗注射液），具有强大的降胆固醇作用，可降低 LDL-C 50% ~ 70%。

🍃 二、TG 管理与 ASCVD

血清 TG 的合适水平为小于 1.7mmol/L（150mg/dL），当血清 TG 大于等于 1.7mmol/L（150mg/dL）时，首先应用非药物干预措施，包括治疗性饮食、减轻体重、减少饮酒等。若 TG 水平减轻、中度升高 [2.3 ~ 5.6mmol/L（200 ~ 500mg/dL）]，为了防控 ASCVD 危险，虽然以降低 LDL-C 水平为主要目标，但同时应强调非 HDL-C 需达到基本目标值。经他汀类药物治疗后，如非 HDL-C 仍不能达到目标值，可在他汀类药物治疗基础上加用贝特类、高纯度鱼油制剂。对于严重高 TG 血症患者，即空腹 TG 大于等于 5.7mmol/L（500mg/dL），应首先考虑使用主要降低 TG 和 VLDL-C 的药物（如贝特类或烟酸）。以下具体介绍这两类降脂药物。

❶ **贝特类**　其通过激活过氧化物酶体增殖物，进而激活受体 α 和激活脂蛋白脂酶，来增强脂蛋白酶活性，促进甘油三酯的代谢。

另外，能够促进肝脏摄取脂肪酸以及抑制肝脏合成甘油三酯，还可以抑制脂肪组织的激素敏感性酯酶，减少脂肪酸的形成，进一步抑制肝脏合成甘油三酯，能够升高高密度脂蛋白胆固醇促进胆固醇的逆向转运，加速肝外细胞胆固醇的流出以及被肝细胞所摄取。

常用的贝特类药物有：非诺贝特片 0.1 克，每日 3 次，口服；吉非罗齐 0.6 克，每日 3 次，口服；苯扎贝特 0.2 克，每日 3 次，口服。常见不良反应与他汀类药物类似，包括肝脏、肌肉和肾毒性等，血清肌酸激酶和 ALT 水平升高的发生率均低于 1%。临床试验结果荟萃分析提示贝特类药物能使高 TG 伴低 HDL-C 人群心血管事件危险降低 10% 左右，以降低非致死性心肌梗死和冠状动脉血运重建术为主，对心血管死亡、致死性心肌梗死或卒中无明显影响。

❷ **烟酸类**　烟酸也称作维生素 B_3，属人体必需维生素。大剂量时具有降低 TC、LDL-C 和 TG 以及升高 HDL-C 的作用。调脂作用与抑制脂肪组织中激素敏感脂酶活性、减少游离脂肪酸进入肝脏和降低 VLDL 分泌有关。烟酸有普通和缓释两种剂型，以缓释剂型更为常用。缓释片常用量为 1～2 克，每日 1 次，口服，建议从小剂量（每日 0.375～0.5 克）开始，睡前服用，服用 4 周后逐渐加量至最大常用剂量。最常见的不

良反应是颜面潮红、肝脏损害、高尿酸血症、高血糖等，慢性活动性肝病、活动性消化性溃疡和严重痛风者禁用。早期临床试验结果荟萃分析发现，烟酸无论是单用还是与其他调脂药物合用均可改善心血管预后。

◆**高脂血症患者规范用药小贴士**

1. 饮食治疗和改善生活方式是血脂异常治疗的基础。

2. 他汀类药物是血脂异常药物治疗的基石，推荐将中等强度他汀类药物作为血脂异常人群的常用药物。

3. 对他汀类药物不耐受或胆固醇水平不达标或严重混合型高脂血症者应考虑调脂药物的联合应用或使用 PCSK9 抑制剂。

4. 他汀类药物与依折麦布联合应用可产生良好协同作用，且不增加他汀类药物的不良反应。多项临床试验观察到依折麦布与不同种类的他汀类药物联用有良好的调脂效果。

5. 首次服用调脂药物者应在 6 周内复查血脂、转氨酶和肌酸激酶，如血脂达标且无不良反应逐步改为 6~12 个月复查 1 次。如治疗 3~6 个月血脂仍未达标则需调整药物剂量及种类，或联合应用不同作用机制的调脂药进行治疗。

6. 每当调整药物剂量及种类时，都应在治疗 6 周内复查。

第六节
2 型糖尿病的规范用药

2 型糖尿病（type 2 diabetes，T2DM）是一组因为胰岛素代偿性分泌不足和靶组织对胰岛素敏感性降低而引起的慢性代谢性疾病，多在 35～40 岁之后发病，以高血糖、胰岛素相对缺乏、胰岛素抵抗等为主要特征。常见症状为"三多一少"，即多饮、多食、多尿、体重减轻，还可能出现疲倦、视野模糊、皮肤瘙痒、手脚麻木、反复阴道炎、便秘及出汗等症状。当存在"三多一少"典型症状时，只要符合以下 4 项中的 1 项，即可诊断 2 型糖尿病：①随机血糖大于等于 11.1mmol/L；②空腹血糖大于等于 7.0mmol/L；③OGTT 2h 血糖大于等于 11.1mmol/L；④糖化血红蛋白 HbA1C 大于等于 6.5%。若不存在"三多一少"典型症状，仅发现上述指标异常，则需要改日复查确认。我们常说"糖尿病不可怕，可怕的是并发症"，高血糖带来的长期并发症包括大血管病变、微血管病变、周围神经病变及糖尿病足等，还可导致心肌梗死、脑卒中、失明、肾衰、截肢等严重的临床后果。

近年来，糖尿病综合管理的"五驾马车"理论已经深入人心，对防治糖尿病起到至关重要的作用，包括糖尿病教育、营养治疗、运动治疗、药物治疗和自我血糖监测 5 个方面。增加患者对糖尿病的认知，提高其治疗的主观能动性和依从性；通过饮食指导，帮助患者维持合理体重、均衡营养和理想血糖；通过运动治疗改善患者的胰岛素敏感性、骨骼肌功能和糖脂代谢等；合理的药物处方帮助患者血糖达标并避免低血糖发生；最后，指导患者进行家庭血糖监测，有助于反馈降糖疗效和调整治疗方案。本节内容重点介绍 T2DM 的规范用药。

胰岛素抵抗和胰岛素分泌受损是导致 T2DM 血糖升高的两个主要的病理生理机制，也是高血糖药物治疗的主要作用靶点。在饮食和运动不能使血糖达标时，应及时应用降糖药物治疗。降糖药物主要有口服制剂和注射制剂。口服降糖药包括以促进胰岛素分泌为主的药物和通过其他机制降糖的药物，前者包括磺脲类、格列奈类、二肽基肽酶 4（dipeptidyl peptidase-4，DPP-4）抑制剂等，后者包括双胍类、噻唑烷二酮类、α- 糖苷酶抑制剂和钠 – 葡萄糖协同转运蛋白 2（sodium-glucose cotransporter 2 inhibitor，SGLT2）抑制剂等。注射制剂包括胰岛素和胰高血糖素样肽 -1（glucagon-like peptide-1，GLP-1）受体激动剂。下面将逐一介绍口服和注射降糖药物。

一、双胍类

目前临床上使用的双胍类药物主要为盐酸二甲双胍。药理作用主要是减少肝脏葡萄糖输出和改善外周胰岛素抵抗。葡萄糖进入肝脏，有 60% ~ 70% 合成为糖原的形式储存，其次会储存在肌肉中。当机体需要时，肝糖原可分解成游离的葡萄糖进入血液，供组织利用。肝脏葡萄糖输出主要是肝糖原输出，双胍类药物抑制肝糖原异生，减少肝糖输出，可明显降低糖尿病患者的血糖，对正常人血糖无明显影响。二甲双胍是 T2DM 患者的一线用药和联合治疗的基本用药。适合用于单纯饮食控制及体育锻炼无效的 T2DM，特别是肥胖的 T2DM。

应用二甲双胍时需注意的问题包括以下几点。

（1）二甲双胍应从小剂量开始，根据血糖情况逐渐加量。成人的最大推荐剂量片剂为 2 550 毫克，肠溶片为 2 000 毫克。为减轻胃肠道反应，片剂可在餐中或餐后服用；肠溶片应在餐前服用，且整片吞服，不得嚼碎或掰开服用。

（2）肾功能受损患者的剂量调整：eGFR ≥ 60mL/（min·1.73m^2），无须调整剂量；eGFR 为 45～59mL/（min·1.73m^2），减量；双胍类药物禁用于 eGFR < 45mL/（min·1.73m^2）的肾功能不全、肝功能不全、严重感染、缺氧或接受大手术的患者。

（3）血管造影检查使用的碘化造影剂有肾毒性，而二甲双胍主要通过肾排泄，可能加重碘化造影剂带来的肾损害。因此，做血管造影时应暂时停用二甲双胍，在检查完 48 小时以上且复查肾功能无恶化后可继续用药。

（4）二甲双胍的主要不良反应为胃肠道反应，进餐时服药，从小剂量开始并逐渐加量可减少其不良反应。

（5）二甲双胍单独用药极少引起低血糖，但与胰岛素或促胰岛素分泌剂联合使用时可增加低血糖发生的危险。

二、磺脲类

在我国上市的磺脲类药物主要包括格列本脲、格列美脲、格列齐特、格列吡嗪和格列喹酮。磺脲类药物属于胰岛素促泌剂，主要通过刺激胰岛 β 细胞分泌胰岛素，增加体内的胰岛素水平而降低血糖。作为单药治疗主要应用于新诊断的 T2DM 非肥胖患者、用饮食和运动治疗血糖控制不理想时；随着疾病进展，磺脲类药物需与其他作用机制不同的降糖药或胰岛素联合应用；禁忌证包括：1 型糖尿病（T1DM），有严重并发症或 β 细胞功能很差的 T2DM、严重肝肾功能不全患者、儿童、孕妇、哺乳期妇女、大手术围手术期患者、全胰腺切除术后患者、卟啉症患者、以及应用咪康唑治疗的患者、过敏或有严重不良反应者等。

应用磺脲类药物需注意的问题包括以下几点。

（1）推荐从小剂量开始，老年患者初始剂量需更加谨慎，后续根据患者血糖监测情况调整剂量。当 T2DM 晚期 β 细胞功能衰竭时，此类药物将不再有效。

（2）磺脲类药物促进胰岛素分泌作用不依赖于患者的血糖水平，因此有发生低血糖的风险，特别是老年患者和肝、肾功能不全者应慎用。

（3）磺脲类药物还可导致患者体重增加。有肾功能轻度不全的患者如使用磺脲类药物，宜选择格列喹酮。

三、格列奈类

在我国上市的有瑞格列奈、那格列奈和米格列奈，为非磺脲类促胰岛素分泌剂。本类药物主要通过刺激胰岛素早时相分泌而降低餐后血糖。机体在糖刺激时胰岛素呈现双相分泌，

3 ~ 5 分钟到达第一高峰，然后快速下降，持续 10 分钟，称为第一时相胰岛素分泌，也称为早时相，足够的第一时相胰岛素分泌对血糖维持水平至关重要。T2DM 第一时相胰岛素分泌缺陷，导致餐后血糖增高。胰岛素分泌的第二个高峰出现在糖刺激 10 ~ 20 分钟后，反映胰岛素原和新合成的胰岛素的分泌。格列奈类药物刺激胰岛素的早时相分泌，具有吸收快、起效快和作用时间短的特点，主要控制餐后高血糖，对空腹血糖也有一定降低作用。

应用格列奈类药物需注意的问题包括以下几点。

（1）此类药物主要适合于 T2DM 早期餐后高血糖阶段或以餐后高血糖为主的老年患者。

（2）于餐后服用，效果减弱，应于餐前或餐时服用。

（3）可单独或与二甲双胍、噻唑烷二酮类等联合使用（磺脲类除外）。

（4）禁忌证与磺脲类药物相似。常见不良反应是低血糖和体重增加，但低血糖的风险和程度较磺脲类轻。

（5）格列奈类药物可以在肾功能不全的患者中使用。

🌿 四、噻唑烷二酮类

目前，在我国上市的主要有罗格列酮和吡格列酮。主要通过增加靶组织对胰岛素作用的敏感性发挥降糖作用。T2DM 存在着胰岛素敏感性降低，即胰岛素抵抗，从而使胰岛不能够发挥其正常的生理功能，以导致血糖居高不下。噻唑烷二酮类可提高胰岛素敏感性从而降低血糖。此类药物可单独或与其他降糖药物合用治疗 T2DM，尤其是肥胖、胰岛素抵抗明显者。

应用噻唑烷二酮类药物需注意的问题包括以下几点。

（1） 推荐从小剂量开始，逐渐增加剂量。

（2） 通常老年人生理机能减退，应谨慎给药，密切观察服用期间是否发生不良反应。不宜用于 T1DM 患者、孕妇、哺乳期妇女和儿童。

（3） 有心力衰竭（纽约心功能分级 II 级以上）、活动性肝病或转氨酶升高超过正常上限 2.5 倍以及严重骨质疏松和骨折病史的患者应禁用。

（4） 现有或既往有膀胱癌病史的患者或存在不明原因肉眼血尿的患者禁用吡格列酮。

（5） 单独使用时不导致低血糖，但与胰岛素或促胰岛素分泌剂联合使用时可增加患者低血糖发生的风险。

（6） 体重增加和水肿是噻唑烷二酮类药物的常见不良反应，在与胰岛素合用时更加明显。噻唑烷二酮类药物还与骨折和心力衰竭风险增加相关。

五、α- 糖苷酶抑制剂

在我国上市的 α- 糖苷酶抑制剂有阿卡波糖、伏格列波糖和米格列醇。其主要作用机制是通过抑制碳水化合物在小肠上部的吸收而降低餐后血糖。适用于以碳水化合物为主要食物成分和餐后血糖升高的患者。推荐患者每日 2~3 次，餐前即刻吞服或与第一口食物一起嚼服，每次服用 1~2 片。可单独用药或与其他降糖药合用。T1DM 患者在胰岛素治疗基础上加用α- 糖苷酶抑制剂有助于降低餐后高血糖。

应用 α- 糖苷酶抑制剂需注意的问题包括以下几点。

①此类药物肠道吸收甚微，通常无全身毒性反应，但肝、肾功能不全者仍应慎用。不宜用于有胃肠功能紊乱者、孕妇、哺乳期妇女和儿童；②T1DM 不宜单独使用，常见不良反应为胃肠道反应，如腹胀、排气增多或腹泻；③从小剂量开始，逐渐加量是减少不良反应的有效方法。单用本药不引起低血糖，但如与磺脲类或胰岛素合用，仍可发生低血糖，且一旦发生，需使用葡萄糖或蜂蜜，食用蔗糖或淀粉类食物纠正低血糖的效果差。

六、二肽基肽酶 - Ⅳ（DPP- Ⅳ）抑制剂

目前，在我国上市的 DPP- Ⅳ抑制剂有西格列汀、沙格列汀、维格列汀、利格列汀和阿格列汀。其作用机制是抑制DPP- Ⅳ活性而减少 GLP-1 在体内的失活，使内源性 GLP-1 的水平升高。GLP-1 以葡萄糖浓度为依赖的方式增强胰岛素分泌，抑制胰高血糖素分泌。单药使用或与二甲双胍联合应用治疗T2DM。

应用 DPP- IV抑制剂需注意的问题包括以下几点。

（1） 患者在开始本品治疗前应评估肾功能，中度、重度肾功能损害的患者应调整剂量。服用本品不需要考虑透析的时间。

（2） 该类药物单独使用不会增加低血糖发生的风险，对体重的影响甚微。

（3） 禁用于孕妇、儿童和对DPP-IV抑制剂有超敏反应的患者。

（4） 不推荐用于中度肝功能不全、T1DM或糖尿病酮症酸中毒的患者。患者可能出现急性肾损伤、心力衰竭、头痛、过敏反应、血管神经性水肿、转氨酶升高、上呼吸道感染、胰腺炎、严重和致残性关节痛、大疱性天疱疮等不良反应。长期使用的安全性未知。

七、钠－葡萄糖协同转运蛋白2（SGLT2）

目前在我国上市的SGLT2抑制剂有达格列净、恩格列净、卡格列净和艾托格列净。因其显著的心血管获益，成为近年来受到高度重视的新型口服降糖药物。可抑制肾脏对葡萄糖的重吸收，降低肾糖阈，从而促进尿糖的排出。除了降糖作用，还有一定的减轻体重和降压作用。可单用或联合其他降糖药物治疗成人T2DM患者，目前在T1DM、青少年及儿童患者中无适应证。对于血容量不足的患者，应在开始本品治疗前纠正血容量不足状况。达格列净的推荐起始剂量为 5 毫克，每日 1 次，晨服，不受进食限制。对于需加强血糖控制且耐受起始剂量为 5 毫克、每日 1 次的患者，剂量可增加至 10 毫克，每日 1 次。近年来，作为一类新型降糖药物，SGLT2 抑制剂在心衰治疗方面也展现出强大的潜能，在一系列大型心血管结局研究中发现，SGLT2 抑制剂对慢性心力衰竭患者带来明确获益，不仅改善心衰症状，还能降低患者因心血管死亡和心衰住院风险。因而已被纳入美国、欧洲等心衰诊治指南。

应用 SGLT2 抑制剂需注意的问题包括以下几点。

（1）SGLT2 抑制剂单药治疗不增加低血糖风险，但与胰岛素或胰岛素促泌剂联用时则增加低血糖风险。因此，联用时应下调胰岛素或胰岛素促泌剂的剂量。

（2）SGLT2 抑制剂在轻度、中度肝功能受损（child-Pugh A、B 级）患者中使用无须调整剂量，在重度肝功能受损（child-Phgh C 级）患者中不推荐使用。SGLT2 抑制剂不推荐用于 eGFR 小于 45mL/（min · 1.73m^2）的患者以控制血糖。

（3）SGLT2 抑制剂的常见不良反应为泌尿系统和生殖系统感染及与血容量不足相关的不良反应，罕见不良反应包括糖尿病酮症酸中毒（DKA）、会阴坏死性筋膜炎（福尼尔坏疽）。

此外，用药过程中还应警惕患者发生急性肾损伤。

❧ 八、胰岛素

胰岛素治疗是控制高血糖的重要手段。许多不适合用口服降糖药（如肝肾功能不全的患者）、出现口服降糖药失效或晚期胰岛功能衰竭的 T2DM 患者也需要接受胰岛素治疗。

我们必须知道，与口服药相比，胰岛素治疗涉及更多环节，如药物选择、治疗方案、注射装置、注射技术、自我血糖监测、持续葡萄糖监测，以及根据血糖监测结果调整方案等。因此，需要医务人员与患者更好地合作，并且需要患者本人及其照顾者掌握更多的自我管理技能。开始胰岛素治疗后，患者应坚持饮食控制和运动，并鼓励和指导患者进行自我血糖监测，同时掌握根据血糖监测结果来调节胰岛素剂量的技能，以控制高血糖并预防低血糖的发生。开始胰岛素治疗的患者均应接受有针对性的教育以掌握胰岛素治疗相关的自我管理技能，了解低血糖发生的危险因素、症状以及掌握自救措施。

人体生理性胰岛素分泌可分为基础胰岛素分泌和餐时胰岛素分泌。前者是小剂量、连续性分泌，其作用是维持基础血糖（包括空腹及餐前血糖）正常；后者是由进餐诱发的、短时间大剂量分泌，其作用是控制餐后血糖。最合理的胰岛素治疗方案应该尽可能地模拟生理性胰岛素分泌。

常用的胰岛素治疗方案包括以下几种。

（1）口服胰岛素促泌剂联合胰岛素：该方案适用于那些尚存部分胰岛功能的 T2DM 患者。为减少胰岛素用量，也可同时联用促泌剂以外的其他口服降糖药如双胍类药物、α- 糖苷酶抑制剂及 SGLT2 抑制剂等。

1) 白天口服降糖药＋睡前注射中效胰岛素，可以有效控制清晨空腹血糖，并使白天口服降糖药的作用得到加强。缺点是中效胰岛素作用时间不足以覆盖 24 小时，使部分患者午餐前及晚餐前血糖控制欠佳。

2) 白天口服降糖药＋睡前注射长效胰岛素类似物。由于长效胰岛素类似物（如地特胰岛素或甘精胰岛素）药效可维持 24 小时，因此只需每日定时注射一次，便可满足全天的基础胰岛素需求，而且由于其作用平稳，不容易发生低血糖，是目前最理想的联合治疗方案。

（2）停用一切胰岛素促泌剂，主要依靠胰岛素控制血糖：该方案适用于胰岛功能完全衰竭的晚期 T2DM 患者。接受胰岛素替代治疗后，如果患者每日胰岛素需求量较大或血糖波动较明显，也可与促泌剂以外的其他口服降糖药（如胰岛素增敏剂、双胍类药物、α- 糖苷酶抑制剂、SGLT-2 抑制剂等）联用。常见的方案如下。

1) 早、晚餐前注射预混胰岛素或预混人胰岛素类似物，该方案只需每日早、晚餐前两次注射，患者治疗依从性较好。缺点是预混胰岛素中，短效胰岛素与中效胰岛素的比例恒定，有时对血糖控制会出现"顾此失彼"的情况。例如早餐后 2 小时血糖控制良好时，午餐前会出现低血糖；而将胰岛素减量后，午餐前低血糖得以缓解，早餐后 2 小时血糖又控制不佳。并且该方案对午餐后血糖控制不理想，需要在午餐前加用口服降糖药（如诺和龙、拜糖平）。

2） 三餐前注射短效胰岛素（或超短效人胰岛素类似物）+ 睡前注射中效胰岛素。该方案比每日两次注射预混胰岛素更接近生理状态下的胰岛素分泌，对空腹和餐后血糖的控制都要优于前者。其缺点是睡前注射中效胰岛素不能覆盖24小时，晚餐前血液中的外源性胰岛素水平较低，血糖可能升高。

3） 三餐前注射短效胰岛素（或超短效人胰岛素类似物）+ 每天一次注射长效人胰岛素类似物。该方案最贴近生理性胰岛素分泌模式，无论是从疗效还是安全性上，都是目前仅次于胰岛素泵的最佳强化治疗方案。

4） 三餐前注射预混胰岛素类似物（如诺和锐30），该方法能够较好地模仿生理性胰岛素分泌，只使用一种规格的胰岛素，具有降糖效果好、简便、安全、患者依从性高等优点。

5） 胰岛素泵治疗（即持续皮下胰岛素输注），是当今胰岛素治疗最有效、最安全的手段，尤其适用于血糖波动较大的"脆性糖尿病"患者。其缺点是治疗费用较高。

6） 一些患者在单药或二联口服药物治疗时甚至在初次诊断时即存在显著的高血糖症状乃至酮症，此时可直接给予短期强化胰岛素治疗，包括基础胰岛素加餐时胰岛素、每日多次预混胰岛素或胰岛素泵治疗，目的是保护胰岛β细胞，改善和修复胰岛功能。

总之，上述治疗方案各有优点和局限性，具体选择要因人而异，全面考虑年龄、胰岛功能受损的程度、治疗依从性及并发症等。

九、GLP-1 受体激动剂

我国上市的 GLP-1 受体激动剂依据药代动力学分为短效的贝那鲁肽、艾塞那肽、利司那肽和长效的利拉鲁肽、司美格鲁肽、艾塞那肽周制剂、度拉糖肽和洛塞那肽。GLP-1 受体激动剂以葡萄糖浓度依赖的方式增强胰岛素分泌、抑制胰高血糖素分泌，并能延缓胃排空，通过中枢性的食欲抑制来减少患者进食量。GLP-1 受体激动剂兼具降糖、减重、减少内脏脂肪的作用，适合伴 ASCVD 或高危心血管疾病风险的 T2DM 患者，发生低血糖的风险小，在老年患者中无须调整剂量，安全性好。推荐单药使用或与二甲双胍等口服药物联合应用控制 T2DM 患者血糖。GLP-1 受体激动剂的主要不良反应为轻 – 中度的胃肠道反应，包括腹泻、恶心、腹胀及呕吐等。这些不良反应多见于治疗初期，随着使用时间延长，不良反应逐渐减轻。

◆ **T2DM 患者用药小贴士**

1. 二甲双胍是 T2DM 患者的一线用药和联合治疗的基本用药。

2. 磺脲类和格列奈类药物，作为胰岛素促泌剂，用于胰岛功能尚存的患者，应注意低血糖风险。

3. α- 糖苷酶抑制剂抑制碳水化合物吸收，主要降低餐后血糖，也有减轻体重的作用。

4. DPP- Ⅳ 抑制剂和 SGLT2 抑制剂作为新型降糖药物，具有多重机制和较好的降糖效果。

5. 胰岛素治疗方案需根据患者血糖水平个体化制定，需要患者及其照顾者掌握更多的自我管理技能。

6. GLP-1 受体激动剂兼具降糖、减重、减少内脏脂肪的作用，适合伴 ASCVD 或高危心血管疾病风险的 T2DM 患者，低血糖风险小。

7. 糖尿病患者接受药物治疗的同时，要"管好嘴，迈开腿"，密切监测血糖并定期与专科医师沟通，以便及时调整治疗方案。

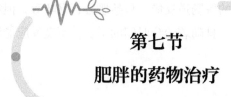

第七节
肥胖的药物治疗

肥胖是指机体总脂肪含量过多和/或局部脂肪含量增多及分布异常，是由遗传和环境等因素共同作用而导致的慢性代谢性疾病。根据世界卫生组织的定义，体重指数[BMI=体重（kg）/身高（m）^{2}]在25.0~29.9时为超重，BMI大于等于30.0时为肥胖。根据我国的标准，BMI指数在24.0~27.9为超重，BMI大于等于28.0时则为肥胖。肥胖已成为一种全球流行病，是导致机体代谢异常的主要诱因，从而引发诸多健康问题，例如心血管疾病、T2DM、卒中等，肥胖甚至与癌症及神经精神疾病的发病风险密切相关。

目前，治疗肥胖的手段包括生活方式干预以及在此基础上的减肥药物、代谢手术等。本章节主要介绍药物治疗。

一、利拉鲁肽

利拉鲁肽是一种GLP-1受体激动剂，一方面直接作用于摄食中枢，抑制患者食欲，减少热量的摄入；另一方面作用于胃肠道，延缓患者胃肠道蠕动，减少胃泌素分泌，增加机体饱腹感。同时还能增加能量耗损，通过多种机制减轻患者体重。

利拉鲁肽存在严重的胃肠道反应，包括恶心、呕吐等，但绝大多数患者能够耐受，且随着治疗时间的延长，不良反应能够逐渐减轻，甚至消除。

二、奥利司他

奥利司他是一种作用于非中枢神经系统的肥胖治疗药物，其抑制胃肠道内脂肪酶的活性，阻止脂肪（三酰甘油）水解为可吸收的游离脂肪酸和单酰基甘油酯，削减肠腔黏膜对膳食中脂肪的利用和吸收，最终促使脂肪排出体外。该药多见胃肠道不良反应，如便秘、腹痛、腹泻等，这与其抑制胃肠道脂肪酶活性相关；另外，长期应用该类药物可能导致患者脂溶性维生素缺乏，因此建议患者在用药前后 2 小时补充多种维生素复合制剂。

三、盐酸芬特明

盐酸芬特明属于去甲肾上腺素能再摄取抑制剂，能够刺激交感神经系统释放涉及调控食欲的神经递质去甲肾上腺素，从而抑制食欲和诱导饱腹感。常见不良反应有神经过敏、多动、口干、失眠、便秘和头痛等，还可能诱发荨麻疹。盐酸芬特明在胃肠道易吸收，一部分以原形药物形式，另外一部分以代谢产物形式经尿排泄。本药常作为厌食药，适用于中 – 重度肥胖症的短期治疗。

🌿 四、氯卡色林

氯卡色林是一种作用于中枢神经系统 5- 羟色胺受体的减肥药物，具有很强的控制食欲作用，同时对心率以及低密度脂蛋白胆固醇水平有一定的改善作用。除减肥疗效显著外，相较现有的其他药物安全性也更高。此外，该药对于 T2DM 及有心血管危险因素的人群也具有明确的益处，因此具有很好的市场前景。

🌿 五、二甲双胍

作为 2 型糖尿病的一线降糖药，二甲双胍同时具有减轻体重的作用，2016 年美国临床内分泌医师协会和美国内分泌学会（AACE/ACE）联合发布的《肥胖患者综合医疗管理指南》建议，对于生活方式干预或其他抗肥胖药物无效的糖尿病前期或糖耐量异常的肥胖患者，可以使用二甲双胍。二甲双胍单药的减重效果虽有限，但已成为超重 / 肥胖糖尿病患者较理想的选择。

🌿 六、中药

主要是利用中药的特殊配方，从健脾、化痰、补气的角度出发，通过调整人体的功能，排出人体多余的水分和加快脂肪的代谢，达到治疗肥胖的目的。常用的减肥中药有山楂、决明子、苍术、女贞子等。其中，山楂含山楂酸、鞣酸、皂苷、果糖、维生素 C、蛋白质、脂肪油、氨基酸、酒石酸、柠檬酸、黄酮类、内酯、糖类及钙、磷、铁等，具有扩张血管、减轻心脏负荷、增加冠状动脉血流量，改善心肌供血供氧、缓解心绞痛，对胸闷、心悸有一定疗效，通过消食化积从而使血脂降低，达到轻身减肥的功效。《神农本草经》记载，决明子性甘、味苦、微寒，归肝、胆、肾三经，有清肝明目、润肠通便、降脂瘦身的功效；苍术中含有挥发油成分及苍术醇、β-桉叶醇等成分，具有很好的降血糖、降血脂及减肥等功效；女贞子具有滋补肾肝，能降低三酰甘油和胆固醇，因此用于降脂减肥。

一些中药复方也在肥胖以及肥胖并发症的治疗过程中显示出良好的功效。其中，防己黄芪汤，主治肌肉结实型肥胖症；荷术汤，主治由肥胖引起的高血脂、高血压；轻身一号，主治单纯性肥胖症；三花减肥茶，主治单纯型肥胖症；实消痞丸，主治高脂血症型肥胖症；还童茶，主治年老体弱肥胖症；平陈汤，主治脾虚湿盛型肥胖病；消痰健脾汤，主治脾虚痰盛型肥胖症；清宫仙药茶，不仅能消脂减肥，还可用于治疗单纯性肥胖症和高脂血症。消脂方中含有的大黄具有活血化瘀破积之功效；炒白术、陈皮等有健脾理气、化痰作用；焦山楂制成红曲，可健脾消食；泽兰有疏肝健脾功效；干姜素有温通静脉的作用；何首乌是解毒补肾妙药；忍冬藤可用于疏风通络，清热解毒；知母和石膏能够倾泻火气；黄连、黄芩两者有清热燥除湿气的功效。通过各种药物的配合使用，可促进气血旺盛、疏肝解郁和消除瘀血痰浊。

◆肥胖患者用药小贴士

1. 利拉鲁肽通过多重机制，兼具降糖、减重、减少内脏脂肪的作用，单纯肥胖的非糖尿病患者亦可使用。

2. 奥利司他可抑制脂肪的吸收利用，用药同时需补充多种维生素复合制剂。

3. 盐酸芬特明可抑制食欲和诱导饱腹感，适用于中－重度肥胖症的短期治疗。

4. 氯卡色林具有较好的安全性，对 T2DM 及有心血管危险因素的人群也具有明确的益处。

5. 二甲双胍作为 T2DM 的一线降糖药，同时具有减轻体重的作用，是超重/肥胖糖尿病患者较理想的选择。

6. 中药制剂也在肥胖以及肥胖并发症的治疗过程中显示出良好的功效。

第八节
高尿酸血症的干预用药

高尿酸血症是由于体内嘌呤代谢紊乱导致的代谢性疾病。《中国高尿酸血症与痛风诊疗指南（2019）》中提出，无论男女，非同日 2 次血尿酸水平超过 420μmol/L，即可诊断为高尿酸血症。没有痛风发作的高尿酸血症称为无症状性高尿酸血症。高尿酸血症不仅是痛风的关键危险因素，也与肾脏疾病、高血压、糖尿病、心血管疾病等密切相关。

降尿酸治疗包括生活方式干预及药物干预。所有高尿酸血症患者均建议进行生活方式的干预，包括控制体重、规律运动、限制酒精及高嘌呤食物的摄入、鼓励奶制品和新鲜蔬菜的摄入等，而药物干预目前在临床上则重点应用于痛风患者。而我国建议血尿酸大于等于 540μmol/L 或大于等于 480μmol/L 且有合并症的患者启动药物治疗。目前临床应用的降尿酸药物主要有 3 类。

一、尿酸生成抑制剂

通过抑制黄嘌呤氧化酶抑制尿酸合成，代表药物有别嘌醇和非布司他，均为临床一线用药。别嘌醇具有良好的降尿酸效果且价格较低廉，但其具有诱发致死性超敏反应的风险，这种超敏反应与 HLA-B*5801 基因相关。研究发现，汉族人群携带 HLA-B*5801 基因的频率高达 10%~20%，因此使用别嘌醇之前应进行 HLA-B*5801 基因检测。此外，长期使用别嘌醇会引起胃肠道不适、肝功能异常、血液系统损害及增加死亡风险。非布司他降尿酸效果显著，但价格昂贵且具有潜在的心脏相关性死亡风险，建议合并有心脑血管疾病患者慎用。

二、促尿酸排泄类药物

通过抑制肾小管重吸收尿酸盐来降低血清尿酸水平，代表药物有苯溴马隆和丙磺舒。此类药物不推荐用于肾结石患者，服用时需大量饮水及碱化尿液。此外，苯溴马隆具有潜在肝毒性，不推荐用于肝病患者。丙磺舒与阿司匹林及其他水杨酸盐同用时降尿酸疗效下降，且可增加抗生素、吲哚美辛等药物血药浓度，其临床应用受到限制。

三、促尿酸溶解类药物

代表药物为拉布立海，属于重组尿酸氧化酶，价格昂贵，主要用于因化疗引起的高尿酸血症患者，该药的安全性仍需要进一步验证。鉴于目前临床应用的降尿酸药物有一定的不良反应且大多治疗成本较高，患者依从性差，积极寻找安全、廉价、有效的防治高尿酸血症的策略具有重要的临床和公共卫生意义。

高尿酸血症患者用药小贴士

1. 别嘌醇具有良好的降尿酸效果，价格较低廉，但具有诱发致死性超敏反应的风险，不良反应较大。

2. 非布司他降尿酸效果显著，价格昂贵，合并有心脑血管疾病患者慎用。

3. 苯溴马隆和丙磺舒作为促尿酸排泄药物，不推荐用于肾结石患者，服用时患者需大量饮水及碱化尿液。

4. 拉布立海属于促尿酸溶解类药物，价格昂贵，主要用于因化疗引起的高尿酸血症患者，该药的安全性仍需要进一步验证。

第二章

心脏康复二级预防的药物处方

第一节
二级预防的定义

心脏康复二级预防是指对已经明确患有心血管疾病的患者，在持续生活方式干预的基础上，规范应用循证药物，降低心血管事件风险和死亡。心脏康复与二级预防密不可分，心脏康复是二级预防的重要手段。心脏康复在发达国家已经开展多年，其疗效已得到大量临床研究的验证，欧洲心脏病学学会、美国心脏协会和美国心脏病学学会均将心脏康复作为心血管疾病防治的Ⅰ级推荐。心脏康复是一门融合生物医学、运动医学、营养医学、心身医学和行为医学的专业防治体系，是以医学整体评估为基础，将心血管疾病预防管理措施系统化、结构化、数字化和个体化，通过五大核心处方：药物处方、运动处方、营养处方、心理处方（含睡眠管理）和戒烟处方的综合模型干预危险因素，为心血管疾病患者在急性期、恢复期、维持期以及整个生命过程中提供的生理、心理和社会的全面和全程管理服务和关爱。

心脏康复二级预防的具体内容包括以下几点。

（1）系统评估：

初始评估、阶段评估和结局评估是实施心脏康复的前提和基础。

（2）循证用药：

控制心血管危险因素。

（3）改变不健康生活方式：

主要包括戒烟、合理饮食和科学运动。

（4）情绪和睡眠管理：

关注精神心理状态和睡眠质量对生活质量和心血管预后的不良影响。

（5）健康教育行为改变：

指导患者学会自我管理是心脏康复的终极目标。

（6）提高患者生存质量：

提高患者生活质量、回归社会。

第二节
二级预防的意义

　　心脏康复二级预防目前已经成为心血管疾病防控的基石。有效的二级预防是减少心血管疾病复发、降低心血管疾病致死率和致残率，提高心血管疾病患者生存质量的重要手段。心脏康复能降低急性缺血性冠状动脉事件的发生率和住院率，使急性心肌梗死患者 1 年内猝死风险降低 45%；降低心肌梗死后患者全因死亡率 8%~37%，降低心血管疾病病死率 7%~38%。美国一项对 60 万例老年住院冠心病患者（急性冠脉综合征、经皮冠状动脉介入治疗或冠状动脉旁路移植术）5 年随访研究发现，心脏康复组患者 5 年死亡率较非心脏康复组患者减少 21%~34%，其中高康复次数组（25 次以上）优于低康复次数组（1~24 次）（34%：21%）。家庭心脏康复与传统心脏康复具有同等效果的获益，并且提高治疗依从性，可以作为传统心脏康复中心模式的替代模式。

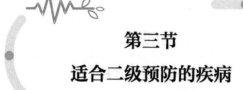

第三节
适合二级预防的疾病

　　所有心脏病患者都是二级预防的适应证人群，包括急性心肌梗死、慢性心力衰竭患者，接受过冠状动脉旁路移植术（CABG）、经皮冠状动脉介入治疗（PCI）、心脏瓣膜手术、心脏起搏器手术、心脏移植手术的患者和患有慢性稳定型心绞痛、高血压、高脂血症、糖尿病及其代谢综合征、周围血管病等疾病的患者。

　　暂时不适合心脏康复的情况：不稳定型心绞痛未控制、心功能Ⅳ级、未控制的严重心律失常、未控制的高血压（静息收缩压大于180mmHg或静息舒张压大于100mmHg）、高热或严重感染、恶病质状态、多器官功能衰竭或无法配合者。待病情稳定后应尽早开始。

第四节
抗血小板药物的应用

一、抗血小板药物分类

抗血小板药分为环氧合酶（COX）抑制剂、P2Y12 受体拮抗剂两类。

① 环氧合酶抑制剂 通过抑制 COX-1 活性而阻断血栓素 A 的合成及释放，达到抗血小板聚集的作用，包括不可逆 COX-1 抑制剂阿司匹林和可逆 COX-1 抑制剂吲哚布芬。

阿司匹林是抗血小板治疗的基石，若无禁忌证，所有冠心病患者均应长期服用阿司匹林每日 75～100 毫克，CABG 术后应于 6 小时内开始使用阿司匹林。若不能耐受可用吲哚布芬替代。

使用过程中最常见不良反应是出血，尤其是消化道出血。

处理措施： 血压大于等于 160/100mmHg 时应避免使用；评估者的出血风险，评估患者胃肠症状和病史，老年（75 岁以上）、有胃病史或胃肠道症状或幽门螺杆菌检测阳性的患者加用抑酸药物；同时使用华法林需注意监测抗凝强度，降低出血风险。

禁忌证： 脑出血后 3 个月内者，胃肠道大出血 30 天内者，对阿司匹林和含水杨酸的物质过敏者，尤其是出现哮喘、血管神经性水肿或休克者，以及出血体质者和血友病或血小板减少症患者。

❷ **P2Y12 受体拮抗剂**　通过阻断血小板 P2Y12 受体抑制 ADP 诱导的血小板活化。目前，国内常用的 P2Y12 受体抑制剂主要为氯吡格雷和替格瑞洛。

氯吡格雷为前体药物，需要在肝脏中通过细胞色素 P450（CYP450）酶代谢成为活性代谢物后，不可逆地抑制 P2Y12 受体，而阻断 P2Y12 依赖激活的血小板膜糖蛋白（GP）Ⅱb / Ⅲa 复合物，有效减少 ADP 介导的血小板激活和聚集。替格瑞洛为新型 P2Y12 受体拮抗剂，替格瑞洛为非前体药，无须经肝脏代谢激活即可直接起效，直接作用于血小板 ADP 受体。

在阿司匹林基础上加用一种血小板 P2Y12 受体抑制剂的双联抗血小板治疗（DAPT）是心血管疾病药二级预防的基石。决定 DAPT 策略前应充分权衡缺血与出血风险，以利于正确选择治疗策略，使患者最大获益。不建议常规进行血小板功能和基因分型检测以指导抗血小板策略选择。高出血风险的冠心病患者可考虑缩短 DAPT 疗程，高缺血风险的冠心病患者可考虑延长 DAPT 疗程。急性冠脉综合征（ACS）患者 PCI 术后12 个月的 DAPT 疗程是标准抗血小板治疗，但不同患者的具体疗程应根据其缺血、出血风险评分进行个体化调整。

所有慢性冠脉综合征（CCS）患者每日服用阿司匹林，若不能耐受阿司匹林，建议每日服用 P2Y12 受体抑制剂。CCS 接受 PCI 患者的 DAPT 推荐氯吡格雷联合阿司匹林作为大部分 CCS 接受 PCI 患者的治疗策略，如果复杂 PCI 患者（左主干置人支架、慢性完全闭塞病变、分叉病变）或氯吡格雷治疗时发生过支架内血栓形成的患者，可考虑使用替格瑞洛联合阿司匹林治疗。推荐 CCS 患者 PCI 术后 DAPT 疗程为 6 个月。经药物涂层球囊治疗的 CCS 患者，考虑 DAPT 疗程至少 3 个月。在接受生物可吸收支架（BRS）治疗的 CCS 患者中，应考虑 DAPT 疗程至少 12 个月。DAPT 最大的风险是出血，处理措施包括缩短 DAPT 时长，使用单一抗血小板药物治疗，将强效 P2Y12 受体抑制剂改成氯吡格雷，联合使用质子泵抑制剂（PPI）预防或减少消化道出血风险。活动性病理性出血（如消化性溃疡或颅内出血）；有颅内出血病史；重度肝脏损害为禁忌证。

二、注射用抗凝药物

抗凝药物对于冠心病患者而言，最常用的是肝素或低分子量肝素。肝素可与抗凝血酶Ⅲ的一个赖氨酸残基结合，使抗凝血酶Ⅲ构型发生改变，与凝血酶的亲和力增加 100 倍，使凝血酶立即失活，从而产生抗凝作用。低分子量肝素的抗凝血因子 Xa 活性半衰期明显长于普通肝素，体内半衰期约为普通肝素的 8 倍，其抗凝血因子 Xa 活性的生物利用度是普通肝素的 3 倍。依诺肝素钠注射液：静脉注射可维持 12 小时，皮下给药的生物利用度几乎达 100%，推荐剂量为 0.4 毫升，每日 2 次，皮下注射。低分子量肝素钙注射液，该药物对于不同疾病治疗时所采取的剂量也会有所区别，治疗深部静脉血栓形成用药剂量为每次 85IU/kg，每日 2 次，皮下注射，间隔 12 小时，可根据患者的体重范围，按 0.1mL/10kg 的剂量每 12 小时注射一次。

三、口服抗凝药物

口服抗凝药物分为维生素 K 拮抗剂和新型抗凝药物两类。

❶ **维生素 K 拮抗剂**　代表药物为华法林，它通过抑制依赖维生素 K 凝血因子（Ⅱ、Ⅶ、Ⅸ、Ⅹ）的合成而发挥抗凝作用。

❷ **新型抗凝药物（NOAC）**　可特异性阻断凝血链中某一关键环节，在保证抗凝疗效的同时显著降低出血风险，其代表药物包括直接凝血酶抑制剂达比加群酯以及直接 Xa 因子抑制剂利伐沙班、阿哌沙班与艾多沙班。

心房纤颤患者可首选 NOAC，但 NOAC 也存在禁忌证或经济原因等，已长期使用华法林且掌握国际标准化比值（INR）管理技巧的高依从性心房颤动（AF）患者，可考虑继续应用华法林。由于华法林受饮食、药物等影响较大，制定药物处方时应注意药物间的代谢性相互作用，如胺碘酮、普罗帕酮、奥美拉唑、左甲状腺素等可使华法林增效，维生素 K、口服避孕药、雌激素、巴比妥类等可使华法林减效，且必须在定期检测 INR 的基础上，使 INR 达标的时间（time in therapeutic range，TTR）占比大于 70%。为此，服用华法林的房颤患者需要更充分做好健康宣教，包括抗凝治疗的重要性和风险 / 获益、不同 INR 检测方法、华法林用药规范和常见药物与食物相互作用等，可制作华法林复查手册，提高患者依从性，方便管理。

冠心病与房颤具有多种相同的危险因素，两种疾病常合并存在。冠心病与房颤合并存在时，联合应用抗血小板与抗凝治疗可有效减少缺血及血栓栓塞事件，但增加出血风险。为了提高抗栓治疗的获益并减少出血风险，在启动抗栓治疗前应对患

者的血栓栓塞 / 缺血风险和出血风险进行评估。瓣膜性房颤不作为新型抗凝药物的适应证。

推荐对所有非瓣膜性房颤（NVAF）患者采用 CHA2DS2-VASc 评分进行血栓栓塞风险评估：① CHA2DS2-VASc 评分男性大于等于 2 分、女性大于等于 3 分，应进行长期抗凝治疗；② 对于依从性较好、CHA2DS2-VASc 评分男性 = 1 分或女性 = 2 分的患者，建议进行抗凝治疗；③ CHA2DS2-VASc 评分男性 = 0 分、女性 = 1 分的患者，应避免抗凝治疗，预防血栓栓塞。瓣膜性房颤具有明确抗凝适应证，无须再进行血栓栓塞风险评估。

出血风险评估推荐采用 HAS-BLED 评分。出血风险评估主要是用于筛查可逆性出血危险因素，如高血压控制不理想（收缩压大于 160mmHg）、国际标准化比值（INR）不稳定、合用可能增加出血风险的药物（如 NSAID 等）以及酗酒等。HAS-BLED 评分大于等于 3 分提示出血风险增加，但不应将出血风险增加视为抗栓治疗的禁忌证，应注意筛查并纠正可逆性的出血危险因素，并在开始抗栓治疗后加强随访和监测。

NOAC 治疗的患者无须常规监测凝血功能。华法林治疗应定期监测 INR，并据此调整剂量（INR 目标值在联合抗栓时为 2.0 ~ 2.5、单药治疗时为 2.0 ~ 3.0，应使 INR 达标的时间占比高于 65%）。华法林起始治疗时应每周监测 INR1 ~ 2 次，待抗凝强度稳定后（连续 3 次监测 INR 均在治疗窗内），每月复查 1 ~ 2 次。

口服抗凝药物最常见的不良反应是出血。出血的评估内容应包括出血部位、发生时间、严重程度、最后一次服用抗凝药物的时间及其他影响出血的因素，如肝肾功能、嗜酒、合并用药、既往出血史等。一般将出血程度分为轻微（鼻出血、皮肤小瘀斑、轻微外伤后出血）、中度（肉眼血尿、自发大片瘀斑、无血流动力学障碍而需输血治疗）、严重（具有生命危险的出血，包括关键部位出血，如颅内出血和腹膜后出血及导致血流动力学不稳定的出血）。对于轻微出血患者，建议给予支持治疗，如机械压迫止血或小手术止血。口服华法林者可推迟给药时间或暂停给药，直至 INR 降至 2.0 以下。新型抗凝药物的半衰期较短，停药 12～24 小时后患者的凝血功能即可改善。中度以上出血患者，建议专科治疗。肝肾功能损害、严重高血压、凝血功能障碍伴有出血倾向、活动性溃疡、外伤、先兆流产、近期手术者禁用。妊娠期患者禁用。

第五节
抗心绞痛药物的应用

一、硝酸酯类药物

硝酸酯类药物为内皮依赖性血管扩张剂，通过扩张冠状动脉，增加缺血区心肌供血，改善心肌灌注；通过降低心脏前后负荷保护心脏；还可以通过释放外源性一氧化氮，抑制血小板黏附聚集及动脉粥样硬化病变，具有抗栓、抗动脉粥样硬化的作用，是抗心肌缺血的首选血管扩张剂。舌下含服或喷雾用硝酸甘油不仅可作为心绞痛发作时缓解症状用药，也可于运动前数分钟使用，以减少或避免心绞痛发作。长效硝酸酯类药物不适宜用于治疗心绞痛急性发作，适宜用于慢性、长期治疗。稳定性冠状动脉疾病患者进行药物治疗时，推荐使用长效硝酸酯类药物。

不良反应包括头痛、面色潮红、心率反射性加快和低血压等，上述不良反应以短效硝酸甘油更明显。患者第 1 次舌下含服硝酸甘油时，应注意可能发生直立性低血压。处理措施：从低剂量开始逐渐增加。严重主动脉瓣狭窄或梗阻性肥厚型心肌病引起心绞痛的患者，不宜使用硝酸酯类药物，有发生晕厥的风险。避免用于严重低血压（收缩压小于等于 90mmHg）、贫血、机械性梗阻性心力衰竭、外伤性及出血性颅内高压患者；其有眼压升高作用，青光眼患者慎用。使用选择性 5 型磷酸二酯酶抑制剂（治疗勃起功能障碍或肺动脉高压的西地那非等）24 小时内不可应用硝酸甘油等硝酸酯类药物，以避免引起低血压，甚至危及生命。

二、钙通道阻滞剂

钙通道阻滞剂（CCB）可通过抑制钙离子进入细胞内，抑制心肌细胞兴奋 – 收缩偶联中钙离子的作用，从而抑制心肌收缩，减少心肌氧耗；扩张冠脉，解除冠脉痉挛，改善心内膜下心肌的供血；扩张周围血管，降低动脉压，减轻心脏负荷；改善心肌的微循环。对变异性心绞痛或以冠状动脉痉挛为主的心绞痛，CCB 是一线治疗药物。分为二氢吡啶类 CCB 和非二氢吡啶类 CCB，二氢吡啶类 CCB 常用药物包括硝苯地平、氨氯地平、非洛地平等，适用合并高血压的患者。非二氢吡啶类 CCB 包括维拉帕米、地尔硫䓬，血管作用选择性差，对心脏具有负性变时、负性传导、负性变力作用，其药理特点包括松弛血管平滑肌、扩张血管，适用于合并室上性心动过速和支气管痉挛的患者，已有严重心动过缓、高度房室传导阻滞和病态窦房结综合征的患者不能应用。心力衰竭患者应避免使用非二氢吡啶类 CCB 以及短效二氢吡啶类 CCB，以免增加死亡风险。常见的不良反应有：外周水肿、便秘、心悸、面部潮红等，低血压也时有发生，还包括头痛、头晕、虚弱无力等。

三、曲美他嗪

曲美他嗪可通过调节心肌能源底物，抑制游离脂肪酸氧化，促进葡萄糖氧化，利用有限的氧产生更多ATP，以增加心脏收缩力；减少缺血再灌注时细胞内离子的改变；减少酸中毒及钙超载的发生，从而达到优化线粒体能量代谢，具有改善心肌细胞代谢和保护心肌细胞的作用，能改善心肌缺血及左心功能，缓解心绞痛。可与β受体阻滞剂等抗心肌缺血药物联用。

四、尼可地尔

尼可地尔扩张冠状动脉的作用与ATP敏感性钾通道开放及鸟苷酸环化酶有关。通过双重冠状动脉扩张作用，有效扩张各级冠状动脉，尤其是冠状动脉微小血管，缓解冠状动脉痉挛，显著增加冠状动脉血流量。可用于治疗微血管性心绞痛。当使用β受体阻滞剂存在禁忌、效果不佳或出现不良反应时，患者可使用尼可地尔来缓解症状。

需要注意的是，对于正在服用具有磷酸二酯酶5阻断作用的勃起障碍治疗剂（枸橼酸西地那非、盐酸伐地那非水合物、他达拉非）的患者，禁用尼可地尔。

五、抗心绞痛药物在运动康复中的注意事项

对于服用抗心绞痛药物的患者，在进行运动康复时，药物

的服用时间和服用剂量应与运动评估前的服用方法保持一致，尤其是正使用β受体阻滞剂、非二氢吡啶类钙通道阻滞剂和硝酸酯类药物的患者，以免不同时间和剂量导致的药效不同，影响运动评估或运动训练效果。如更改上述药物剂量，需重新评估并制定新的运动处方。

硝酸酯类药物和钙通道阻滞剂都具有外周血管扩张作用，患者运动时，骨骼肌血管床扩张，在服用降压药物的基础上，可能会进一步增加外周血管的扩张。使用扩张外周血管的药物后，患者在运动康复时需注意低血压和直立性低血压的发生，避免从事突然改变体位的活动。同时，导致外周血管扩张的其他因素，如环境温度过高或高强度运动，可能导致患者发生低血压相关的头晕或晕厥。心脏康复医师在给患者开运动处方以及治疗师在指导患者运动时，应注意调整运动强度和运动方式。

第六节
ACEI 和 ARB 的规范应用

血管紧张素转化酶能催化血管紧张素 I 生成血管紧张素 II（Ang II），后者是最强的血管收缩剂和肾上腺皮质类醛固酮释放的激活剂。血管紧张素转化酶抑制剂（ACEI）通过抑制 Ang II 的生物合成而抑制 RAAS；并通过抑制缓激肽降解而增强缓激肽活性及缓激肽介导的前列腺素生成，发挥扩血管作用，改善血流动力学；通过降低心衰患者神经 – 体液代偿机制的不利影响，改善心室重塑。ACEI 是被证实的能降低心衰患者病死率的第一类药物，也是循证医学证据积累最多的药物，是公认的治疗心衰的基石药物和首选药物，不能耐受 ACEI 类药物者可使用 ARB 类药物代替。所有射血分数保留的心衰（HFrEF）患者，都必须且终身使用，除非有禁忌证或不能耐受。

在用药时应注意以下几点。

（1）ACEI/ARB 应尽早使用，从小剂量开始，逐渐递增。

（2）每隔 2 周剂量倍增 1 次，直至达到最大耐受剂量或目标剂量。

（3）滴定剂量及过程需个体化，开始用药及调整剂量后 1~2 周内应监测血压、血钾及肾功能。

（4）患者血压应大于 90/60mmHg；无症状性低血压患者

通常不需要改变治疗。对于症状性低血压患者，可调整或停用其他有降压作用的药物；若患者无液体潴留，利尿剂可减量；必要时可暂时减少 ACEI 剂量。

（5）肌酐升高大于 30%，应减量；若升高大于 50%，应停用。血钾大于 5.6mmol/L 时，应停药采取降钾的措施，调整到最佳剂量后长期维持。目前不主张心衰患者 ACEI 与 ARB 联合应用。干咳为 ACEI 类药物最常见的不良反应，轻者可耐受，严重者可用血管紧张素 II 受体阻滞剂替代。血管神经性水肿一旦发生终身禁用 ACEI。患者有威胁生命的不良反应（血管性水肿和肾功能衰竭无尿期）、妊娠期妇女、双侧肾动脉狭窄、ACEI 过敏者禁用。症状性低血压（收缩压小于 90mmHg）、血肌酐大于 221μmol/L（2.5mg/dL）或 eGFR 小于 30mL/min/1.73m^2、血钾大于 5.0mmol/L、左心室流出道梗阻（如主动脉瓣狭窄、梗阻性肥厚型心肌病）者慎用。非甾体抗炎药（NSAID）会阻断 ACEI 的疗效并加重其不良反应，应避免使用。

第七节
β 受体阻滞剂的规范应用

通过抑制心脏 β 肾上腺素能受体，减慢心率、减弱心肌收缩力、降低血压，从而降低心肌耗氧量以减少心绞痛发作和增加运动耐量。所有结构性心脏病患者、伴 LVEF 下降的无症状心衰患者，无论有无心肌梗死，均可应用。有症状或曾经有症状的 NYHA Ⅱ ~ Ⅲ级、LVEF 下降、病情稳定的慢性心衰患者必须终身应用，除非有禁忌证或不能耐受。

在用药过程中应注意以下几点。

（1）　推荐使用无内在拟交感活性的 β 受体阻滞剂，可选择美托洛尔、比索洛尔和卡维地洛。

（2）　根据个体化调整剂量，起始剂量须小，每隔 2~4 周可调整剂量。逐渐达到目标剂量或最大可耐受剂量（静息心率降至每分钟 60 次左右），并长期使用。

（3）　避免突然停药，否则会导致病情恶化。

（4）　出现心动过缓（每分钟 50~60 次）和血压偏低（收缩压 85~90mmHg）的患者可减少剂量；严重心动过缓（低于每分钟 50 次）、严重低血压（收缩压小于 85mmHg）和休克患者应停用。

（5）　容量负荷加重，先增加利尿剂剂量，如无效或病情严重，β 受体阻滞剂应减量。出现明显乏力时，需排除睡眠呼吸暂停、过度利尿或抑郁等，若考虑与 β 受体阻滞剂应用或加量相关，则应减量。

（6）　心动过缓和房室传导阻滞：心率小于每分钟 50 次，或出现二度及以上房室传导阻滞时，应减量甚至停药。一般出现于首剂或加量后 24~48 小时内，处理同 ACEI，若伴有低灌注的症状，β 受体阻滞剂应减量或停用，并重新评估患者的临床情况。心源性休克、病态窦房结综合征、二度及以上房室传导阻滞（无心脏起搏器）、心率低于每分钟 50 次、低血压（收缩压小于 90mmHg）、支气管哮喘急性发作期为该药的禁忌证。

二级预防药物在运动康复中使用时，应注意以下事项。

❶ **了解患者是否服用抗心绞痛药物**　对于服用抗心绞痛药物的患者，运动康复时药物的服用时间和服用剂量应与运动评估前的服用方法保持一致，尤其是 β 受体阻滞剂、非二氢吡啶类钙通道阻滞剂和硝酸酯类药物，以免不同时间和剂量导致的药效不同，影响运动评估或运动训练效果。如更改上述药物剂量，需重新评估和制定新的运动处方。

治疗师在开展运动治疗时需备有硝酸甘油，并提醒患者运动时携带硝酸甘油，以防止严重心血管事件的发生。对于发作稳定劳力性心绞痛的患者，可在运动前 5~10 分钟使用二硝酸异山梨酯 10 毫克或硝酸酯类喷雾剂，降低运动中出现的心肌缺血，保证运动疗法的有效实施。

❷ **了解诱发患者发生心肌缺血的运动阈值** 在制定运动处方和进行运动指导中，应避免使用高于缺血阈值的运动强度。急性心肌梗死患者容易发生急性左心衰竭，心脏康复医师和治疗师在为患者进行康复治疗时需警惕急性左心衰竭的症状，如频繁咳嗽、呼吸困难、肺部啰音和泡沫痰。

❸ **将心率作为运动靶目标时应考虑药物对心率的影响** 一些药物可能会钝化心脏对急性运动负荷的反应能力，如 β 受体阻滞剂和非二氢吡啶类钙通道阻滞剂，服用后患者的心肌变时性（心率反应）和变力反应（泵血功能）都会相应下降。更改上述药物剂量或服药时间时，需重新评估和制定新的运动处方，避免仍然继续使用原心率靶目标，或使用自我感觉用力程度分级（BORG 评分）来判断患者的运动强度。

❹ **关注药物不良反应对运动康复的影响** 硝酸酯类药物和钙通道阻滞剂都具有外周血管扩张作用，运动时骨骼肌血管床扩张，在服用降压药物的基础上，可能会进一步增加外周血管的扩张。使用扩张外周血管的药物后，在运动康复时需注意低血压和直立性低血压的发生，避免让患者从事突然改变体位的活动。同时，导致外周血管扩张的其他因素，如环境温度过高或高强度运动，可能导致患者发生低血压相关的头晕或晕厥。心脏康复医师在给患者开运动处方以及治疗师在指导患者运动时，应注意调整其运动强度和运动方式。

许多冠心病患者因合并其他疾病长时间卧床，血栓形成风险增加，需预防性服用抗凝药物。心脏康复医师和治疗师需了解抗凝药物的使用方法和出血风险。康复治疗中施行手法治疗时，如为患者进行深部组织按摩或排痰时须小心，避免患者发生损伤、出血。

第八节
心肌梗死的药物治疗

急性心肌梗死（AMI）是指冠状动脉内不稳定的粥样硬化斑块破裂或糜烂，继发新鲜血栓形成所导致的心肌细胞缺血、损伤及坏死的临床综合征。根据典型的临床表现，特征性心电图演变以及血清生物标志物的动态变化，可作出正确诊断。心电图表现为 ST 段抬高者诊断为 ST 段抬高型心肌梗死；心电图无 ST 段抬高者诊断为非 ST 段抬高型心肌梗死。AMI 是冠心病的严重类型，可并发心律失常、休克或心力衰竭，常可危及生命，为致死致残的主要原因。发达国家经过数十年规范化的心血管疾病预防，人群 AMI 的发生率已明显下降，但我国依然呈逐年增加的态势。

AMI 患者应及早发现、及早治疗，并应加强入院前处理，如识别心肌梗死的先兆症状并给予及时处理。心肌梗死患者约 70% 有先兆症状，主要表现为以下几种。

（1）既往无心绞痛史的患者突然发生心绞痛，或原有心绞痛的患者发作程度突然明显加重，或无诱因发作。

（2）心绞痛性质较以往发生改变、时间延长，患者使用硝酸甘油症状不易缓解。

（3）患者疼痛伴有恶心、呕吐、大汗或明显心动过缓或过速症状。

（4）患者心绞痛发作时伴气短、呼吸困难。

（5）冠心病患者或老年人突然出现不明原因的心律失常、心力衰竭、休克或晕厥等情况时都应想到心肌梗死的可能性。

（6）心肌梗死患者会出现特殊部位的疼痛，比如牙痛、颈部紧缩感、上腹部疼痛，因此不要忽略特殊部位疼痛，疼痛发生时应及时到心内科就诊。

　　上述症状一旦发生，立即进行入院前处理，包括第一时间拨打急救电话120，尽快通知附近的亲朋或向邻居寻求帮助，立刻原地休息，放松紧张情绪，服用硝酸甘油或速效救心丸等药物缓解胸痛，安静等待急救人员的到来。如发生休克甚至猝死，应立即给予患者心肺复苏，尽可能减少患者心脏停搏的时间，为其赢得治疗时机。

　　"时间就是心肌，时间就是生命。"入院后应尽快恢复心肌的血液灌注，挽救濒死的心肌，防止梗死面积扩大，保护心功能，及时处理严重心律失常、泵衰竭和各种并发症，防止猝死，使患者不但能度过急性期，且康复后还能保持尽可能多的有功能的心肌，改善患者预后的治疗。本节内容重点介绍对于急性心肌梗死患者的规范用药。

一、镇痛治疗

本类常用的药物有吗啡或哌替啶，二者皆属于阿片受体激动剂，其中哌替啶镇痛作用约为吗啡镇痛作用的 1/10～1/8，持续时间较短；吗啡皮下和肌内注射吸收迅速，皮下注射 30 分钟后即可吸收 60%，吸收后迅速分布至肺、肝、脾、肾等各组织，1 次给药镇痛作用维持 4～6 小时。目的是给予 AMI 伴剧烈胸痛患者迅速有效镇痛。

应用此类镇痛药物需注意的问题：①注意低血压和呼吸抑制的不良反应，禁用于支气管哮喘肺源性心脏病代偿失调者，以及休克尚未纠正者；②连用 3～5 天患者即可产生耐药性，1 周以上可成瘾；③肾功能损伤者使用更低的初始剂量，并减慢剂量滴定的速度；④肝功能损伤者应使用更低的初始剂量，并减慢剂量滴定的速度或延长给药间隔为正常给药间隔的 1.5～2.0 倍；⑤老年患者宜使用最低剂量。

二、溶栓治疗

溶栓治疗快速、简便，在不具备 PCI 条件的医院，对有适应证的 ST 段抬高心肌梗死（STEMI）（发病 12 小时内）患者，静脉内溶栓仍是较好的治疗选择，且院前溶栓效果优于入院后溶栓。静脉溶栓药物包括特异性纤溶酶原激活剂和非特异性溶栓药。优先选用特异性纤溶酶原激活剂，国内常用的药物为阿替普酶，该类药物选择性地激活纤溶酶原，降解纤维蛋白凝块，溶解血栓，其对全身纤溶活性影响较小，溶栓再通率高。研究表明，在 AMI 患者发病 3 小时以内，特异性纤溶酶原激活剂溶栓和介入手术的方法开通血管的效果基本一样，AMI 患者发病超过 3 小时，溶栓效果明显下降。

目前，阿替普酶主要有两种给药方法。

（1）90 分钟加速给药法：

常用于心肌梗死患者发病 6 小时内，即静脉注射 15 毫克，其后 30 分钟内静脉滴注 50 毫克，剩余的 35 毫克在 60 分钟内静脉输注，直至达最大剂量为 100 毫克。

（2）3 小时给药法：

适用于心肌梗死患者发病 6~12 小时，即静脉注射 10 毫克，其后 1 小时内静脉输注 50 毫克，剩余 40 毫克在 2 小时内静脉输注，最大剂量为 100 毫克。

非特异性溶栓药，国内常用的药物有尿激酶，该药直接作用于内源性纤维蛋白溶解系统，不仅能降解纤维蛋白凝块，而且常导致全身性纤溶活性增高，出血风险增加，再通率较低，现已渐少用。尿激酶的用法和用量：①冠状动脉内给药法，建议以 0.9% 氯化钠注射液配制后，按每分钟 6 000 单位的给药速度冠状动脉内连续滴 2 小时，滴注前应先行静脉给予肝素

2 500 ~ 10 000 单位；②静脉给药法，尿激酶 200 万 ~ 300 万单位配制后静脉滴注，45 ~ 90 分钟滴完，70 岁以上者慎用。

使用溶栓药物需要注意的几个问题。

(1) 禁用于有高危出血倾向者，包括：①患者半年之内发生过急性脑栓塞或者是急性脑梗死；②患者已经诊断明确有颅内的肿瘤或者是脑血管畸形；③患者 1 个月之内发生过活动性的内脏出血；④如果患者胸痛剧烈，而且血压高，不能排除主动脉夹层的情况下不能给予溶栓治疗；⑤患者如果血压特别高，收缩压超过 180mmHg，舒张压超过 110mmHg，这种情况尽量先控制血压再溶栓；⑥如果目前正在使用剂量较高的抗凝药物或者是已经明确有出血倾向，尤其是血液系统疾病也禁忌溶栓；⑦最近 1 个月之内发生过头部的外伤或者是进行过心肺复苏；⑧患者最近 3 周之内进行过外科大手术；⑨2 周以内进行过一些深静脉穿刺的操作。

(2) 硝酸甘油可加快阿替普酶消除，使血药浓度下降，冠状动脉再灌注减少，再灌注时间延长，血管再闭塞的可能性增加。

(3) STEMI 患者发病超 12 小时，症状已缓解或消失的患者不行溶栓治疗。

(4) 非 ST 段抬高心肌梗死（NSTEMI）患者不行溶栓治疗。

三、抗栓治疗

抗栓治疗（包括抗血小板和抗凝）十分必要。急性冠脉综合征（ACS）发生的病理基础是在冠状动脉粥样斑块的基础上发生了斑块破裂，激活血小板，继发血栓形成，可以说血小板是引发血栓形成的"罪魁祸首"。使用抗血小板药物，抑制血小板的活性、避免血小板激活是 ACS 药物治疗的关键。ACS 发病时体内大量血小板激活，人体处于高血栓状态，单药抗血小板是不够的，研究表明，双联抗血小板治疗（DAPT）具有更好的抗栓效果，成为抗栓治疗的基础。抗血小板药物包括环氧合酶抑制剂（阿司匹林）、腺苷二磷酸（ADP）P2Y12 受体拮抗剂（替格瑞洛、氯吡格雷等）、血小板膜糖蛋白（GP）Ⅱb/Ⅲa 受体拮抗剂（阿昔单抗、替罗非班等），其中，阿司匹林联合 1 种 P2Y12 受体抑制剂的双联抗血小板治疗方案，目前已成为标准治疗方案。抗凝药物包括普通肝素、低分子量肝素、磺达肝癸钠、比伐芦定等。

❶ 抗血小板治疗

（1）环氧合酶抑制剂：国内主要药物为阿司匹林，主要通过抑制花生四烯酸环氧酶，从而阻断血栓素 A2 的合成，发挥抗血小板的作用。阿司匹林，应用小剂量，每次 75～150 毫克、每日 1 次，急性心肌梗死患者首次剂量为 300 毫克，以后每日 100～200 毫克。

（2）二磷酸腺苷（ADP）P2Y12 受体抑制剂：国内常用的药物有氯吡格雷、替格瑞洛，通过与血小板膜表面 ADP 受体结合后，阻止了与 ADP 受体相偶联的 GP Ⅱb/Ⅲa 受体的结合位点暴露，使配体无法结合，从而抑制血小板的聚集。

氯吡格雷用法：

口服，对于新近心肌梗死患者，每次 75 毫克，每日 1 次；对于 STEMI 患者，负荷剂量为 300 毫克，此后每次 75 毫克，每日 1 次。

替格瑞洛用法：

口服，用于急性冠脉综合征，起始剂量为单次负荷量 180 毫克，此后每次 90 毫克、每日 2 次。

（3）血小板糖蛋白（GP）Ⅱb/Ⅲa 受体拮抗剂（GPI）：目前临床上常用的 GPI 主要有两种，分别为替罗非班和依替巴肽。纤维蛋白与 GP Ⅱb/Ⅲa 相互作用是血小板聚集的最后一个关键步骤，并且 GP Ⅱb/Ⅲa 只在血小板表达，本类药通过抑制 GP Ⅱb/Ⅲa 受体，发挥强大的抑制血小板聚集的作用。本类药物为注射制剂，一般使用于高危患者或冠状动脉造影提示血栓负荷重、未给予适当负荷量 P2Y12 受体抑制剂的患者。

应用抗血小板药物需要注意的几个问题：①阿司匹林口服吸收迅速且完全，肠溶片相对普通片吸收延迟 3~6 小时，无禁忌证的 STEMI 患者均应立即嚼服肠溶阿司匹林 150~300 毫克负荷剂量，此后以每日 75~100 毫克，长期维持；肠溶片应饭前服用，禁用于对阿司匹林和含水杨酸的物质过敏者；②与奥美拉唑、埃索美拉唑联合使用会使氯吡格雷活性代谢物血药浓度下降，不推荐合用；③已经接受过负荷剂量氯吡格雷的患者，可以开始使用替格瑞洛；与地高辛、阿托伐他汀联合使用可升高这些药物的血药浓度；④STEMI 患者若无禁忌证均应在诊断明确后尽早开始双联抗血小板治疗，包括在溶栓治疗时；⑤双联抗血小板治疗（DAPT）：PCI 术后患者，一般建议使用 P2Y12 受体抑制剂和阿司匹林组成的 DAPT 治疗 12 个月，12 个月后长期单联抗血小板治疗。

❷ **肝素类抗凝治疗**　接受 PCI 治疗的 AMI 患者，术中均应给予肠外抗凝药物。应权衡有效性、缺血和出血风险，选择性使用普通肝素、低分子量肝素。普通肝素静脉注射：首次 5 000 ~ 10 000 单位，之后，按每千克体重每 4 小时 100 单位，用氯化钠注射液稀释后应用低分子量肝素，皮下注射，通常的注射部位是腹壁的前外侧，左右交替，用法为每日 2 次，皮下给药，通常疗程为 7 ~ 10 天。由于不同生产厂家的低分子量肝素制剂工艺不同，平均分子量、抗 Xa：抗 IIa 比值均不同，使用剂量应按照各药品说明书给药（根据体重及肾功能调整药物剂量）。

应用肝素类药物需要注意的几个问题：①口服不吸收，仅可皮下注射（小剂量）或静脉给药，不能透过胎盘；②普通肝素每次注射前应测定凝血时间，低分子量肝素一般无须监测；③鱼精蛋白可中和普通肝素与低分子量肝素；④极少数患者可出现血小板减少，对于肝素诱导的血小板减少症患者，推荐比伐芦定作为 PCI 期间的抗凝药物；⑤低分子量肝素严禁肌内注射。

❸ **三联抗栓治疗（TAT）**　部分 PCI 患者，如伴有房颤，需要长期口服抗凝（OAC）。DAPT 联合口服抗凝药可使出血风险增加 2 ~ 3 倍，优选新型抗凝药物（NOAC），采用最低有效剂量；若使用华法林，宜维持国际标准化比值在 2.0 ~ 2.5。应权衡缺血风险与出血风险，选择抗栓策略，具体评估方法，详见房颤药物治疗章节。缺血风险明显大于出血风险的患者，

TAT 治疗（OAC 和 DAPT）1 ~ 6 个月，此后改为两联抗栓治疗（OAC+P2Y12 受体抑制剂）持续至 PCI 后 12 个月；出血风险明显大于缺血风险的患者，推荐 TAT 治疗 1 个月，后改为两联抗栓治疗持续至 PCI 后 12 个月，12 个月后长期单用 OAC。抗血小板药物和口服抗凝药联合治疗期间，建议常规给予质子泵抑制剂降低消化道出血风险。

四、调脂药物治疗

此类药物包括 HMG-CoA 还原酶抑制剂（阿托伐他汀、瑞舒伐他汀）、胆固醇吸收抑制剂（依折麦布）、PCSK9 抑制剂。研究表明，胆固醇（特别是 LDL-C）升高能促发动脉粥样硬化的形成，LDL-C 成为血脂干预的首要靶点。

❶ HMG-CoA 还原酶抑制剂 国内上市的有阿托伐他汀、瑞舒伐他汀、氟伐他汀、辛伐他汀、普伐他汀，其中阿托伐他汀与瑞舒伐他汀在 AMI 中应用最为广泛，作为 LDL-C 达标的首选药物。此类药物推荐晚上服用，可以单独服用或与其他类药物联合使用。

使用 HMG-CoA 还原酶抑制剂（他汀类药物）需要注意的几个问题：①对于无禁忌证者，应于入院后尽早开始使用他汀类药物，且无须考虑胆固醇水平；②目标是使 LDL-C 小于 1.8mmol/L 或在基线水平至少降低 50%。对既往有心肌梗死史、缺血性卒中史、合并症状性外周动脉疾病的 AMI 患者，或 AMI 合并多个危险因素（如年龄大于等于 65 岁、杂合子家族性高胆固醇血症、既往 CABG 或 PCI 手术史、糖尿病、高血压、吸烟及慢性肾脏病 3 ~ 4 期等）的患者，可考虑将

LDL-C 治疗目标值设定为 1.4mmol/L；③如果治疗期间，谷丙转氨酶或谷草转氨酶升高 1～3 倍，不必停用他汀类药物；如果超过 3 倍，应重复检测并定期复查，如仍持续高于此值且无其他原因可供解释，需停用他汀类药物；④他汀类药物所致肌损害主要包括肌痛、肌酶升高和横纹肌溶解，如患者出现肌肉症状并伴肌酸激酶高于 10 倍正常值水平，应停止他汀类药物治疗。

❷ **胆固醇吸收抑制剂**　国内上市的有依折麦布，通过选择性抑制小肠胆固醇转运蛋白，有效减少肠道内胆固醇吸收，降低血浆胆固醇水平以及肝脏胆固醇储量。依折麦布，口服，每次 10 毫克、每日 1 次。可单独服用或与他汀类药物联合应用，可在一日内任何时间服用，可空腹或与食物同时服用。老年患者无须调整剂量，儿童和青少年人群（10～18 岁）中依折麦布的吸收和代谢与成人患者相近，不需要调整剂量，尚无小于 10 岁儿童的用药资料。

使用胆固醇吸收抑制剂需注意的几个问题：①肝脏与肌肉安全性：同他汀类药物；②与他汀类药物联用，有增加肝损伤和肌肉损伤的风险；③如使用最大可耐受剂量的他汀类药物后无法达到降脂目标，建议联合使用依折麦布；④本品无诱导 CYP 药物代谢酶的作用。

❸ **PCSK9 抑制剂**　国内上市的有依洛尤单抗和阿利西尤单抗，二者能结合 PCSK9 并抑制循环型 PCSK9 与低密度脂蛋白受体（LDL-R）的结合，从而阻止 PCSK9 介导的低密度脂蛋白受体降解。目前临床研究显示，PCSK9 抑制剂安全性高，降脂效果确切，有一定的逆转和消退斑块的作用。该类药物为皮下注射液，每支预填充的注射器含依洛尤单抗 140mg/mL、阿利西尤单抗 75mg/mL。推荐剂量均为每次

1支，每两周1次。需冷藏保存，常温保存最多30天。不要摇晃。

使用PCSK9抑制剂需要注意的几个问题：①如使用最大耐受剂量他汀类药物和依折麦布4~6周后仍未能达到目标血脂水平，建议联合使用PCSK9抑制剂；②目前缺乏妊娠妇女和儿童使用的证据。

五、β受体阻滞剂

目前，国内上市的有美托洛尔、比索洛尔，卡维地洛、阿替洛尔、艾司洛尔等，其中美托洛尔、比索洛尔在AMI患者治疗中最为常用，β受体阻滞剂通过降低心肌收缩力，减慢心率降低血压，使心肌耗氧量减少，同时延长心脏舒张期而增加冠脉及其侧支的血供和灌注，从而减少和缓解心肌缺血的发作，同时可以缩小梗死的范围，减少致命性心律失常，包括心脏性猝死在内的急性心肌梗死的病死率和心肌梗死后各种心血管事件的发生。因此，β受体阻滞剂可以改善心肌梗死后患者的远期预后，提高生存率，无禁忌证的AMI患者应在发病后24小时内开始口服使用，并推荐长期服用。艾司洛尔为静脉制剂，常用于合并顽固性多形性室性心动过速，同时伴交感电风暴者。美托洛尔用法和用量：急性心肌梗死及不稳定心绞痛在无禁忌证的情况下，主张在早期即最初的几小时内使用；可先静脉注射1次2.5~5.0毫克（2分钟内），之后每5分钟1次，共3次，总剂量为10~15毫克；15分后开始口服25~50毫克、每6~12小时1次，共24~48小时，然后口服每次50~100毫克、每日2次；急性心肌梗死发生心房颤动时若无禁忌可静脉使用美托洛尔，方法同上。比索洛尔用法和用量：口服，通常每次 5 毫克、每日 1 次，按需要调整剂量，最多每日不超过 10 毫克。

使用 β 受体阻滞剂需要注意的几个问题：①该类药物具有负性肌力的作用，禁用于心源性休克、不稳定的、失代偿性心力衰竭患者（肺水肿、低灌注或低血压）；②抑制心脏传导系统，禁用于病态窦房结综合征、二度房室传导阻滞、三度房室传导阻滞、有症状的心动过缓或低血压；③该类药物一般需长期使用，同时避免突然停药，宜用 1~2 周以上的时间逐渐停药。停药后 2~3 周内应尽量减少体力活动，以免心绞痛恶化或其他严重的心血管疾病；④推荐从小剂量使用，逐渐加量，目标心率控制在每分钟 60 次左右。

六、肾素 - 血管紧张素系统抑制剂

目前，国内上市的 ACEI 类药物有培哚普利、依那普利、雷米普利、贝那普利；ARB 类药物有缬沙坦、氯沙坦、坎地沙坦、厄贝沙坦。如无禁忌证，AMI 患者建议长期使用 ACEI。肾素 - 血管紧张素系统（RAS）激活是 AMI 患者最重要的病理生理学反应之一。早期、足量的抑制 RAS，对于减轻心室重塑、保护心脏功能以致最终降低 AMI 患者的死亡率和病死率，具有重要的临床意义。

使用本类药物时需要注意的几个问题：①一般首选 ACEI 类药物，ACEI 类药物不能耐受者，可用 ARB 类药物替代；②一般不推荐二者联合使用；③关注低血压，推荐小剂量开始使用，逐渐加量；④ARB 类药物比 ACEI 类药物导致患者咳

嗽发生率较少；⑤使用中需要监测肌酐与血钾变化；⑥合并心力衰竭患者，推荐长期使用；⑦肾动脉狭窄、肾功能不全者，以及孕妇、哺乳妇女及儿童慎用。

七、醛固酮受体拮抗剂（MRA）

目前，在国内上市的为螺内酯，是一种低效利尿剂，其结构与醛固酮相似，为醛固酮的竞争性抑制剂，作用于肾小管以及肾小管以外的醛固酮靶器官，在心脏中可产生逆转心肌重构作用，一般长期应用于合并心衰患者中。用法：口服，每次20毫克、每日1次。

使用螺内酯需要注意的几个问题：①给药应个体化，从最小有效剂量开始使用，以减少电解质紊乱等不良反应的发生；②如每日服药1次，应于早晨服药，以免夜间排尿次数增多；③本药起作用较慢，而维持时间较长，故首日剂量可增加至常规剂量的2~3倍，以后酌情调整剂量。与其他利尿药合用时，可先于其他利尿药2~3日服用。在已应用其他利尿药再加用本药时，其他利尿药剂量在最初2~3日可减量50%，以后酌情调整剂量。在停药时，本药应先于其他利尿药2~3日停药；④用药期间如出现高钾血症，应立即停药；⑤应于进食时或餐后服药，以减少胃肠道反应，并可能提高本药的生物利用度。

小贴士

1. 在急性心肌梗死患者发病 3 小时以内，最新的溶栓药和介入手术的方法开通血管的效果基本一样。但超过 3 小时，溶栓效果明显下降。

2. LDL-C 控制在 1.8mmol/L 以下，极高危患者控制在 1.4mmol/L 以下，他汀类药物是首选药物，需要注意肝损害及横纹肌溶解，联合应用调脂药物，更应关注。

3. 阿司匹林+他汀类药物，这组黄金组合是冠心病或心肌梗死患者的基础治疗，目的是防止斑块加重，防止再次血栓，再次心肌梗死。置入支架的患者至少需要再服用 1 年的氯吡格雷或替格瑞洛。

4. 使用 β 受体阻滞剂，将心率控制在每分钟 60 次左右，目的是防止心律失常，为了预防和治疗心衰，建议小剂量使用，逐渐加量，如无禁忌，建议长期使用，避免骤然停药。

5. 心肌梗死后，只要没有低血压或对药物过敏，都建议长期服用 ACEI 类或 ARB 类药物；目的是防止患者心室扩大，预防或治疗心衰。

6. 对于行再灌注治疗（包括溶栓和 PCI）的患者，植入支架血管再通后，并不是治疗结束，而是心脏康复治疗的开始。

第九节
冠心病合并心衰的药物治疗

心力衰竭（简称心衰）是指各种原因导致心脏泵血功能受损，心排血量不能满足全身组织基本代谢需要的综合征，主要临床表现为呼吸困难、疲乏和液体潴留（肺循环、体循环淤血及外周水肿）。心功能不全或心功能障碍含义更广泛，当心功能不全出现临床症状时即称为心力衰竭。冠心病所致心力衰竭（简称冠心病心衰）是心衰主要发病原因之一，主要分为急性和慢性，其中急性心衰主要由急性心肌梗死和急性冠脉缺血诱发的心肌收缩或舒张功能异常所致。慢性心衰主要是心肌梗死后梗死区心肌坏死、纤维组织增生所致心室重塑、心脏扩大所致。

按照《2018 中国心力衰竭诊断和治疗指南》，根据左心室射血分数，分为射血分数降低的心衰（heart failure with reduced ejection fraction，HFrEF）、射血分数保留的心衰（heart failure with preserved ejection fraction，HFpEF）和射血分数中间值的心衰（heart failure with midrange ejection fraction，HFmrEF）。HFmrEF 与 HFrEF 治疗相似，而 HFpEF 治疗仍以控制症状、治疗合并症为主，ACEI/ARB、β 受体阻滞剂未能改善 HFpEF 患者的预后和降低病死率。

冠心病心衰治疗需要通过系统、全面的医疗措施，包括应用药物、运动、营养、精神心理及行为干预戒烟、限酒，使心血管疾病患者获得正常或者接近正常的生活状态，降低再发心血管事件和猝死风险，涵盖心血管事件发生前预防和发生后治疗与康复。具体包括：①心血管综合评估，包括对疾病状态、心血管危险因素、生活方式、社会心理因素和运动风险的综合评价，是实施心脏康复的前提和基础；②二级预防依照循证用药原则，使用有证据的药物；③健康生活方式医学干预，改变不健康生活方式，适度运动、戒烟、限酒、合理饮食，促进危险因素控制达标，促进动脉粥样硬化斑块稳定和侧支循环形成；④管理社会心理应落实双心医学模式，关注精神心理状态和睡眠质量，提高生命质量，促进患者回归社会。

冠心病合并心衰药物治疗包括冠心病方面治疗和心衰方面治疗两方面，治疗两个目的，一是改善症状，目前还是以强心、利尿、扩血管为主，新活素、左西孟旦也作为一线用药；二是防止心室重塑，预防心肌梗死、逆转心脏重构、改善心功能、减少再住院，降低死亡率，改善预后。长期以来，"金三角"（β受体阻滞剂、ACEI类或ARB类药物和醛固酮受体拮抗剂）成为治疗HFrEF的基石，能改善心衰预后。近年来，随着循证医学证据，一些新型药物也被证实在心衰治疗的获益，包括SGLT2抑制剂，血管紧张素受体脑啡肽酶抑制剂（ARNI），伊伐布雷定，鸟苷酸环化酶激活剂。"金三角"药物前面章节已介绍，本节内容主要阐述新型药物用于冠心病合并心衰的规范化治疗。

❶ **伊伐布雷定** 伊伐布雷定是窦房结If电流选择特异性抑制剂，具有减慢心率的作用，对心肌收缩力和心脏传导无明显影响。用于不能耐受β受体阻滞剂或β受体阻滞剂效果不佳时，窦性心律且心率大于每分钟70次的患者，减慢心率、降心肌氧耗。本品用法和用量：口服，每日2次，早、晚进餐时服用。

应用本类药物需要注意的几个问题：①通常推荐的起始剂量为 5 毫克，每日 2 次；②治疗 2 周后，如果患者的静息心率持续高于 60 次 / 分，将剂量增加至 7.5 毫克，每日 2 次；如果患者的静息心率持续低于每分钟 50 次或出现与心动过缓有关的症状，例如头晕、疲劳或低血压，应将剂量下调至 2.5 毫克（半片 5 毫克片剂），每日 2 次；如果患者的心率在每分钟 50 ~ 60 次，应维持 5 毫克，每日 2 次；③治疗期间，如果患者的静息心率持续低于每分钟 50 次，或者出现与心动过缓有关的症状，应将每日 2 次，每次 7.5 毫克或 5 毫克的剂量下调至下一个较低的剂量。如果患者的静息心率持续高于每分钟 60 次，应将每日 2 次，每次 2.5 毫克或 5 毫克的剂量上调至上一个较高的剂量；④如果患者的心率持续低于每分钟 50 次或者心动过缓症状持续存在，则必须停药。

② SGLT2 抑制剂 目前被证实在心衰治疗获益的有达格列净、恩格列净，是一类糖尿病治疗药物，其作用不依赖胰岛素，而是通过抑制近曲肾小管葡萄糖的重吸收而使葡萄糖从尿液排出，从而降低血糖水平。多项研究显示，SGLT2 抑制剂可有效降低 HFpEF 患者心血管死亡 / 心衰住院风险，在心血管获益方面，SGLT2 抑制剂作用机制不同于其他降糖药物，潜在的机制包括改善血流动力学，改善心肌重构，改善心肌能量代谢，减少心外膜脂肪组织堆积。

目前，SGLT2 抑制剂（达格列净、恩格列净）已成为 HFrEF 治疗的基石之一，心衰治疗又从"金三角（ACEI/ARB/ARNI+β 受体阻滞剂 + MRA）"变成了"新四联"，建议尽早应用"新四联"，然后再逐个滴定剂量。2021 年达格列净被中国国家药品监督管理局（NMPA）批准用于 HFrEF 患者。达格列净起始剂量 5 毫克，每日 1 次，晨服，不受进食限制；剂量可增加至 10 毫克，每日 1 次。恩格列净，早晨 10 毫克，每日 1 次，空腹或进食后给药，剂量可增至 25 毫克，每日 1 次。

使用本类药物需要注意的几个问题：①该类药物适用于无论是否合并糖尿病的 HFrEF 患者；②SGLT2 抑制剂单药治疗时不增加低血糖风险，但与磺脲类或胰岛素联用时低血糖的风险增加，注意调整胰岛素或磺脲类药物的剂量，避免低血糖发生；③该类药物具有渗透性利尿作用，可导致血容量不足的相关不良反应（如症状性低血压、头晕、脱水、脑梗死风险增加）。建议患者适量饮水，服药期间检测低血压症状、体征、肾功能等；④该类药物可增加患者泌尿生殖系统感染的风险，以轻至中度感染为主，常规抗感染治疗有效；女性较男性更容易发生。通常发生在起始 SGLT2 抑制剂治疗的 2~3 天或 2 个月后。半年内反复泌尿生殖系统感染者不推荐使用；患者应注意个人外阴部卫生，适量增加饮水，保持小便通畅，降低感染发生风险。

❸ 鸟苷酸环化酶激活剂 维立西胍（vericiguat）是一种口服可溶性鸟苷酸环化酶调节剂。它可在一氧化氮相对或绝对不足时，以不依赖一氧化氮的方式直接刺激鸟苷酸环化酶，增加细胞内 cGMP 的水平，减轻心肌重构、血管和心室僵硬、纤维化和肥大，进而改善心肌。临床研究显示，维立西胍使主要复合终点（因心血管死亡和心力衰竭住院）降低 10%，不增加低血压、晕厥或贫血，但与 ARNI 联用并不能进一步获益。NYHA Ⅱ~Ⅲ级接受 GDMT（常规改善心功能的药物）治疗且利钠肽升高的症状性 HFrEF 患者，可考虑使用维立西胍，以降低心血管死亡和心力衰竭住院风险。目前在国内尚未上市。

小贴士

1. 应用调脂药物时，应严密监测患者转氨酶及肌酸激酶等生化指标，及时发现药物可能引起的肝脏损害和心肌病。采用强化降脂治疗时，更应注意监测药物的安全性。

2. 阿司匹林+他汀类药物，这组黄金组合是冠心病的基础治疗，目的是防止斑块加重，防止再次血栓。出血及胃溃疡风险高等阿司匹林不耐受患者，可考虑用吲哚布芬替代。

3. 使用β受体阻滞，将心率控制在每分钟50~60次，目的是防止患者心律失常，为了预防和治疗心衰，建议小剂量使用，逐渐加量，如无禁忌，建议长期使用，避免骤然停药。

4. 用ARNI替代ACEI/ARB，以进一步减少HFrEF的发病率及病死率。可与食物同服或空腹服用。应用时需从小剂量起始，根据患者血压、肾功能、血钾等情况每2~4周剂量加倍，逐渐滴定至目标剂量。

5. 伊伐布雷定用于患者不能耐受β受体阻滞剂或β受体阻滞剂效果不佳时，窦性心律且心率高于每分钟70次的患者，减慢心率、降低心肌氧耗。

6. SGLT2抑制剂是糖尿病治疗药物在心血管疾病跨界使用，适用于无论是否合并糖尿病的HFrEF患者。需要注意泌尿系统和生殖系统感染及与血容量不足相关的不良反应。

第十节
心房颤动的药物治疗

心房颤动（AF），简称房颤，是成年人中最常见的心律失常，指室上性快速心律失常伴有不协调的心房电激活，导致无效的心房收缩、心脏泵血功能下降、心房内附壁血栓形成；严重者，可诱发冠心病患者心绞痛发作、心功能受损患者发生急性心力衰竭。目前全球人群房颤患病率为 2%~4%，随着人口老龄化日趋严重，患病率有可能逐年增加。房颤患者的卒中风险较普通人群高近 5 倍，房颤相关缺血性卒中的病死率及致残率几乎是无房颤卒中患者的 2 倍。

房颤的分类包括：①首诊心房颤动，指首次诊断的心房颤动；②阵发性房颤，心房颤动可自行终止，大多数 48 小时内终止；③持续性房颤，指持续 7 天或更长时间后通过药物或直流电复律终止的心房颤动；④长期持续性房颤，持续 1 年及以上的连续性心房颤动，患者有恢复正常心律的愿望并接受相应治疗以恢复窦性心律；⑤永久性心房颤动，持续时间大于 1 年，不能终止或终止后又复发，医生和患者共同决定放弃恢复窦性心律。

房颤的药物治疗前必须高度关注患者的血栓栓塞风险，应根据患者的卒中风险评估进行抗凝治疗，同时需要关注患者的出血风险评估，作为选择抗凝治疗策略的参考，提醒医患在抗凝治疗过程中应特别注意减少或预防严重出血的风险，具体评估内容包括：①瓣膜病心房颤动（中重度二尖瓣狭窄或机械瓣置换术后）为栓塞的重要危险因素，具有明确抗凝适应证，无须再进行栓塞风险评分；②对非瓣膜病心房颤动，推荐使用 CHA$_2$DS$_2$-VASc 评分评估患者栓塞风险。积分男性大于等于 2 分，女性大于等于 3 分者需服抗凝药物；积分男性 1 分，女性 2 分者，在详细评估出血风险后建议口服抗凝药物治疗；无危险因素，积分 0 分者不需抗栓治疗。评估时需注意，如果无其他脑卒中危险因素并存，单纯女性不积分；影像学提示的腔隙脑梗死不能作为一项危险因素；③抗凝治疗开始前需评估出血风险，目前常用的是 HASBLED 评分，大于等于 3 分提示出血风险高危。

　　房颤的药物治疗主要包括预防血栓栓塞风险的抗凝治疗、用于心室率控制和节律控制的药物治疗。下面就上述治疗的常用药物进行阐述。

❶ 抗凝治疗

（1）维生素 K 拮抗剂——华法林：抑制维生素 K 依赖的凝血因子Ⅱa、Ⅷa、Ⅸa、Xa 的合成。华法林可降低 30%～50% 相关凝血因子的合成率，抑制凝血因子活性，通过多个作用位点拮抗凝血过程。华法林的抗凝效果肯定，但治疗窗狭窄，不同个体的有效剂量差异较大，并易受多种食物和药物的影响，需常规监测抗凝，目标 PT-INR 为 2.0～3.0。不推荐给起始负荷量，建议初始剂量为每日 1～3 毫克、每日 1 次。稳定前应数天至每周监测 1 次，个体化调整剂量，可在 2～4 周达到抗凝目标范围。此后，根据 PT-INR 结果的稳定性可延长监测 PT-INR 时间，每 4 周监测 1 次。

　　使用华法林需要注意的几个问题：①每天固定时间服药，当天忘记服药时，在睡前可补服当时的剂量；前一日忘记服药时，无须在第 2 天追加剂量；间隔或连续多日忘记服药时，及时复测 PT-INR；②避免容易受伤的体育运动和劳动；③应尽量维持饮食、饮酒和用药习惯的稳定，避免频繁更换饮食结构。但在饮食结构发生变化或必须增减每日用药（含补品）的一段时间内，应注意增加检测 PT-INR 的频率；④观察有无出血情况，如牙龈出血、鼻出血、皮肤瘀青或紫斑、解黑便和小便带血；⑤老年患者的华法林清除减少，合并其他疾病或合并用药较多，出血风险高，可适当增加监测频率。

（2）新型口服抗凝药（novel oral anticoagulants，NOACs）：本类药物包括直接凝血酶抑制剂达比加群，直接 Xa 因子抑制剂利伐沙班、阿哌沙班和艾多沙班，国内以利伐沙班、达比加群为主。NOACs 受食物及药物影响较少，无须常规监测凝血功能。

1）利伐沙班用法与用量：利伐沙班 10 毫克片剂可与食物同服，也可以单独服用；利伐沙班 15 毫克或 20 毫克片剂应与食物同服；用于非瓣膜性房颤成年患者，降低卒中和全身性栓塞的风险，推荐剂量是 20 毫克，每日 1 次，该剂量同时也是最大推荐剂量，对于低体重和高龄（75 岁以上）的患者，可根据患者的情况，酌情使用 15 毫克或 10 毫克，每日 1 次；不建议肌酐清除率小于每分钟 15 毫升的患者使用利伐沙班。

2）达比加群用法与用量：成人的推荐剂量为每次 150 毫克，每日 2 次；年龄在 75 岁及以上者，中度肾功能不全［肌酐清除率（CrCl）为 30～50mL/min］，减少为每次 110 毫克，每日 2 次；重度肾功能不全的患者（CrCl 小于 30mL/min）禁用达比加群。

2021 欧洲心律协会（EHRA）推荐 NOACs 应用于非瓣膜性房颤患者的卒中预防。非瓣膜性房颤是指没有机械瓣或中度至重度二尖瓣狭窄（通常指风湿性瓣膜狭窄）的房颤，这些患者的抗凝只能使用华法林。肥厚型心肌病伴房颤患者适合给予 NOACs 治疗。

应用本类药物需要注意的几个问题：①NOACs 禁用于妊娠期，儿童不宜使用 NOACs，而体重高于 50 千克的成年和青少年可以考虑使用 NOACs 治疗；②严重肝、肾功能不全患者不宜应用 NOACs；③有肾功能变化者应根据情况调整 NOAC 的种类和剂量；④从华法林转换为 NOACs 时，应在停用华法林且 PT-INR 小于2.0 时启动 NOACs；⑤如漏服达比加群酯，时间不足 6 小时时，可补服漏服剂量，如漏服时间超过 6 小时，则跳过该次服药，在下次服药的时间服用下次的剂量；⑥如漏服利伐沙班，时间不足 12 小时时，可补服漏服的剂量，如漏服时间超过 12 小时，则跳过该次服药，在下次服药的时间服用下次的剂量；⑦达比加群的拮抗剂为依达赛珠，Xa 因子拮抗剂在我国目前尚未上市；⑧从达比加群转换为肠道外抗凝治疗应在达比加群末次给药 12 小时之后进行。

❷ 室率控制和节律控制的选择　室率控制和节律控制的选择，主要根据患者的症状确定治疗方案。在选择治疗策略时，应注意以下几点。

（1）　对所有的心房颤动患者，均可首先考虑心室率控制。

（2）　并非所有的阵发或持续房颤患者都要考虑进行节律控制，但有以下情况，若有转复并维持窦性心律的可能，可考虑节律控制，包括：①合并低血压、休克、心力衰竭、缺血性胸痛和晕厥者；②预激综合征合并房颤者；③首次发作，患者转复意愿强烈。

（3）　需注意不能因为患者不想抗凝而选择节律控制。

（4）　只要患者有抗凝的指征，即使转复并维持了窦性心律也需要接受抗凝治疗。

❸　**控制心室率**　控制心室率的常用药物有 β 受体阻滞剂（美托洛尔、比索洛尔、艾司洛尔）、非二氢吡啶类钙通道阻滞剂（维拉帕米或地尔硫䓬）、胺碘酮或洋地黄类药物。急性心房颤动发作时，可将休息时心室率控制在低于每分钟 110 次，若症状仍明显，可继续控制在每分钟 80~100 次。一般需使用经静脉的药物。急性房颤发作控制后，应根据症状情况采取控制心室率的措施，可考虑宽松的心室率控制，如不高于每分钟 110 次。以下介绍几种常用控制心室率药物的用法和用量。

（1）美托洛尔用法和用量：

①口服，每次 25~50 毫克、每日 2~3 次，或每次 100 毫克、每日 2 次，最大剂量每日不应超过 400 毫克；②静脉注射，成人剂量为 5 毫克，用葡萄糖稀释后，以每分钟 1~2 毫克速度缓慢静脉注射，如病情需要 5 分钟后重复注射 1 次，视病情而定，总剂量不超 10 毫克。

------- （2）艾司洛尔用法和用量：-----------------------

成人使用本品时，起始静脉注射负荷量为每分钟 0.5 毫克每公斤体重，约 1 分钟，随后静脉滴注维持，剂量自每分钟 0.05 毫克每公斤体重开始，4 分钟后若疗效理想则继续维持，若疗效不佳可重复给予负荷量并将维持量以每分钟 0.05 毫克每公斤体重的幅度递增。维持量最大可加至每分钟 0.3 毫克每公斤体重，但每分钟 0.2 毫克每公斤体重以上的剂量未显示能带来明显的好处。

------- （3）地尔硫䓬用法和用量：-----------------------

口服，起始剂量为每次 30 毫克、每日 4 次，餐前及睡前服药，每 1~2 天增加 1 次剂量，直至获得最佳疗效。平均剂量范围为每日 90~360 毫克。

------- （4）维拉帕米用法用量：-----------------------

①口服，成人起始剂量为每次 40~80 毫克、每日 3~4 次，按需要及耐受情况可逐日或逐周增加剂量，每日总量一般在 240~480 毫克；成人处方剂量为每日 480 毫克；②静脉注射，用于治疗快速室上性心律失常，必须在连续心电监测下进行，于 2~3 分钟注射 5~10 毫克，必要时 5~10 分钟后可再给 5 毫克。对老年患者，为减轻不良反应，上述剂量经 3~4 分钟缓慢注入；③静脉滴注，加入氯化钠注射液或 5% 葡萄糖注射液中静脉滴注，每小时 5~10 毫克，每日总量不超过 50~100 毫克。

（5）去乙酰毛花苷（西地兰）用法和用量：

首剂剂量为 0.4~0.6 毫克，用 5% 葡萄糖注射液 20 毫升稀释后缓慢注射，需要时可 2~4 小时后再给 0.2 毫克；维持剂量为每次 0.2~0.4 毫克、每日 1 次或每 12 小时 1 次。情况紧急时，0.4~0.6 毫克以 25% 葡萄糖液稀释后静脉注射（5 分钟以上），2~4 小时后需要时再给 0.2~0.4 毫克。起效后可改口服洋地黄制剂。

（6）地高辛用法和用量：

口服，成人常用量为每次 0.125~0.500 毫克、每日 1 次，7 天可达稳态血药浓度。若达快速负荷量，可每 6~8 小时给药 0.25 毫克，总剂量为每日 0.75~1.25 毫克。维持量为每次 0.125~0.500 毫克、每日 1 次。

使用上述控制心室率药物需要注意的几个问题：①心力衰竭或低血压患者，禁用 β 受体阻滞剂和非二氢吡啶类钙通道阻滞剂；②伴有预激综合征的房颤患者，β 受体阻滞剂、非二氢吡啶类钙通道阻滞剂、洋地黄类药物抑制房室结前传，使房室旁路前传加快，致心室率明显加快，产生严重血流动力学障碍，甚或诱发室性心动过速和 / 或心室颤动，应禁用；③胺碘酮在减慢心室率的同时有转复窦性心律的作用，用其控制心室率应考虑同时给予抗凝治疗，不建议胺碘酮用于长期控制心室率患者。

❹ **转复和维持窦性心律的药物治疗** 对于血流动力学稳定的患者，优先选用药物复律，用于复律的药物有 Ic 类和 Ⅲ类抗心律失常药物。Ic 类药物通过减慢传导速度终止折返

激动，使心房颤动转复为窦性心律，常用药物为普罗帕酮。普罗帕酮用法和用量：作用较快，口服后 2~6 小时起效，静脉注射后 0.5~2.0 小时起效，转复成功率为 41%~91%；静脉使用的剂量为 1.0~1.5 毫克每公斤体重（或 70 毫克）稀释后 10 分钟静脉注射，无效可在 10~15 分钟后重复，最大剂量不超过 210 毫克。Ⅲ类药物通过延长有效不应期终止折返激动达到心房颤动复律，常用的有胺碘酮。胺碘酮 8~24 小时的转复成功率为 35%~90%；可 150 毫克稀释后 10 分钟静脉注射，以后以每分钟 1 毫克维持，直至转复；也可用 5~7 毫克每千克体重稀释后在 30~60 分钟内注射，以后以每分钟 1 毫克维持。24 小时总量不超过 2 000 毫克。

使用上述药物复律需要注意的几个问题：①所有复律方式均存在血栓栓塞风险，择期复律需给予"前三后四"的充分抗凝治疗，即房颤复律前至少抗凝 3 周，复律后继续抗凝 4 周；②若患者病情需要，可在食管超声确定无血栓的情况下紧急复律，在复律前后给予普通肝素、低分子量肝素抗凝；③普罗帕酮对新近发生的心房颤动转复有效，对持续心房颤动、心房扑动疗效较差；慎用或不用于合并器质性心脏病、心力衰竭或严重的 COPD 患者；④胺碘酮可用于合并器质性心脏病、缺血性心脏病和心力衰竭的患者，短期应用安全性较好，但起效时间较慢，部分患者可出现肝损害；⑤患者心房颤动合并预激综合征时，因旁路前传可能导致心室率过快，甚至发生室颤，应考虑尽快电复律治疗；⑥在长期抗心律失常药物治疗中，所选药物的安全性至关重要。目前预防复发最有效的药物仍是胺碘酮。

小贴士

1. 所有房颤患者均需进行血栓栓塞风险和出血风险评估。

2. 华法林适用所有需要抗凝的房颤患者，但治疗窗狭窄，不同个体的有效剂量差异较大，并易受多种食物和药物的影响，需常规监测凝血指标，目标 PT-INR 为 2.0~3.0。

3. NOACs 受食物及药物影响较少，无需常规监测凝血功能，应用于非瓣膜性房颤患者，不适用于机械瓣或中度至重度二尖瓣狭窄（通常指风湿性瓣膜狭窄）的房颤。

4. 房颤休息时心室率控制在低于每分钟 110 次，若症状仍明显，可继续控制至每分钟 80~100 次。

5. β受体阻滞剂、非二氢吡啶类钙通道阻滞剂（维拉帕米或地尔硫䓬）、洋地黄类药物禁用于伴有预激综合征的房颤患者。

6. 所有复律方式均存在血栓栓塞风险，择期复律需给予"前三后四"的充分抗凝治疗，即房颤复律前至少抗凝 3 周，复律后继续抗凝 4 周。

7. 在长期抗心律失常药物治疗中，所选药物的安全性至关重要，目前预防复发最有效的药物仍是胺碘酮。

第三章

心脏康复三级预防的药物处方

《黄帝内经》中记载："上医治未病，中医治欲病，下医治已病。"在 20 世纪之前，单纯的生物医学模式仅仅考虑到疾病与人体健康水平的关系，并不重视精神、心理、社会因素对慢性非传染性疾病的影响，而是片面认为精神、心理疾病的表现仅限于情绪、心境的低落或亢奋，没有认识到焦虑、抑郁可能出现广泛的躯体化不适症状。随着现代化经济快速增长、老龄化社会到来及社会结构的变化，人们患病的疾病谱也发生了巨大的改变。根据《中国心血管健康与疾病报告 2020》报道，目前中国居民因心血管疾病而死亡占城乡居民总死亡原因的首位，高于肿瘤及其他疾病。医疗花费也大大增加，2018 年仅缺血性心脏病住院总费用已达 1 119.82 亿元。从疾病本身的危害性及医疗资源、经济花费的高消耗性等方面来讲，传统的医疗模式必然会被替代，而新的生物 – 心理 – 社会医学模式既关注到了"未病""欲病"，也丰富了"已病"的诊疗及后续的管理，减少或防止疾病的复发，从而使预防、急救、治疗及康复形成了闭环管理，这也印证了现代医学对疾病的三级预防管理策略。

所谓心血管疾病的三级预防，是对疾病的一种干预模式，前面章节中已经详细阐述了一级预防及二级预防，三级预防针对的人群对象是已经患有心血管疾病或存在并发症的人群，如何使这部分人群生活得更好、寿命更长是我们关注的重点。宗旨在于优化疾病管理，提高患者血脂、血糖等指标的达标率，尽可能地稳定疾病，保护患者心脏功能、减少心血管疾病的再次急性发作、减少心血管疾病再住院率及死亡率，提高患者的生活质量。

事实上，心脏康复也是这样的，它是一种综合的管理理念，囊括了心血管疾病预防的各个因素及各个阶段，并且以更加系统和科学的形式归纳为药物治疗、运动治疗、不良行为的干预、营养指导、心理保健和教育，我们概括性地称之为"五大处方"，但其实医疗干预中要关注的并不止这五个方面，而是要在全面了解患者的基础上有针对性地解决患者的就医诉求。其中药物治疗是心血管疾病康复的基石，运动处方是整个心脏康复的核心内容。

心血管疾病患者具有年龄相对较大、多种疾病并存、用药相对多而复杂等特征，在治疗过程中，我们不仅要考虑到药物与药物间的相互影响，还要考虑到药物对运动耐量、运动风险、心理状态等的影响。此外，药物应用是否规范、达标及其带来的不良反应、如何正确理解不良反应等都属于三级预防的范畴。

第一节
运动康复过程中的药物应用特点

研究表明心脏康复运动可使心血管疾病患者获益，能够明显提高患者生活质量及降低死亡风险，并存在剂量依赖性。随着全国心脏康复热潮的发展，其核心处方运动疗法逐渐被患者接受。患者在医院进行运动康复的时段是与康复医师接触最频繁的时候，也是对医师或治疗师较为信任、需要做好引导的阶段，要充分利用这个优势，观察运动康复过程中药物对运动的影响。

常用的冠心病治疗药物包括改善预后的抗血小板药物、他汀类药物、ACEI、β受体阻滞剂及改善心绞痛症状的β受体阻滞剂、硝酸酯类、CCB类、曲美他嗪等药物。首先，通过生化化验、心电图及患者年龄、体重、病情等临床指标评估药物剂量是否合适，如合并糖尿病的急性心肌梗死患者，低密度脂蛋白是否降到1.8mmol/L以下或在原来基础上降低50%，甚至更低；老年人血糖控制的范围是否合适；应用β受体阻滞剂的患者心率是否达到最大可耐受剂量（患者清醒时静息心率一般控制在每分钟55～60次），如果未达到靶目标，是否需要联合伊伐布雷定，同时关注患者静息状态下血压、心率等生命体征反应，个体化用药。

运动康复处方制定的前提条件就是科学评估，为了避免对运动过程中药物影响的忽视，应该在不停药的情况下进行运动功能评估，在运动处方执行过程中如果调整药物剂量或类型，还需重新评估。

首先，药物对患者运动能力的影响是临床中较为关注的问题，特别是运动耐量评估时及运动处方制定时，都是需要考虑在内的因素。我们知道评估运动耐量的金标准是"峰值摄氧量（VO_2）"，凡是影响心脏泵血、影响气体交换及骨骼肌代谢的药物均可能会影响运动耐量。研究表明 β 受体阻滞剂可显著影响患者有氧血流动力学和代谢（VO_{2max}），那么这类药物对运动耐量影响的相关机制可能与其本身的药理作用是密不可分的，如 β 受体阻滞剂（美托洛尔等）通过减慢心率、减弱心肌收缩力，减少心肌的耗氧量。同时，心率减慢之后心脏舒张期时间则会相对延长，从而增加心肌血液灌注的时间，再通过血流重新分布增加缺血区心肌的灌注，心肌供血供氧得以改善，心脏泵功能提升，摄氧量随之增加，运动耐量也随之提高。当心率作为运动靶目标时，应考虑药物对心率的影响，包括非二氢吡啶类钙通道阻滞剂（CCB）（如地尔硫䓬等），这些药物可能会钝化心脏对急性运动负荷的反应能力，服用后患者的心肌变时性（心率反应）和变力反应（泵血功能）都相应下降。在以治疗为目的进行有氧运动评估及开始治疗前，必须考虑到这些药物的应用对患者运动耐量产生的影响。

其次，心血管疾病药物对运动过程中心率、血压的影响也是需要思考的。在心肺运动试验评估过程中是否应用影响心率的药物，运动中心率变异性会发生改变，未应用 β 受体阻滞剂者运动中最大心率可达到预测心率的 85% 以上，而应用β 受体阻滞剂者只要达到最大预测心率的 62% 以上即属正常。如果更改上述药物剂量或服药时间，则需重新评估和修订运动处方，或使用自我感觉用力程度分级（BORG 评分）协助判断患者的运动强度。Verbrugge 等研究发现随访时静息心率小于每分钟 70 次的患者与静息心率大于等于每分钟 70 次的患者相比，峰值耗氧量（VO_{2max}）显著增高。6 个月后仍能观察到类似的结果，这说明静息心率的快慢（也可以说是交感神经与副交感神经平衡的结果）与运动耐量是密切相关的，运动中心率的反应性同样也是一样的道理。

其他如硝酸酯类药物可通过扩张外周动脉和外周静脉系统，特别是外周静脉系统，减少静脉回流，降低心室舒张末压和肺毛细血管楔压，降低心脏前负荷，此外，还可以扩张冠状动脉，从而改善心肌供血及降低心肌耗氧，心绞痛症状得以改善，此时启动运动处方才相对安全，才能通过长期的运动锻炼改善心功能、逐步提高可耐受运动强度，改善运动耐量；但是需要注意的是，在运动过程中骨骼肌血管舒张，下肢血流明显增加，心脑灌注相对减少，运动中通过规律性的肌肉收缩保障心脑灌注，而运动训练后如果突然停止运动，则易出现心脏前负荷下降、脑灌注不足，引起患者头晕、恶心，甚至出现一过性晕厥症状。因此，正在服用硝酸酯类药物的患者进行运动训练时，更应给予足够的运动后的放松时间，以避免脑灌注不足引发的头晕不适。

曲美他嗪是一种增加心肌能量的冠心病二线用药，通过抑制"耗氧"的脂肪酸代谢途径，促进葡萄糖有氧代谢，使身体细胞在相对缺氧的情况下，产生更多 ATP 用于机体做功，而且曲美他嗪对于细胞代谢的影响不仅作用于心肌细胞，还作用于骨骼肌，可增加骨骼肌对葡萄糖的摄取和利用，对患者的运动耐量产生影响。

另外，运动的生理性影响及对药物剂量的动态调整的影响有待在临床实践中进一步观察。如运动可增加胰岛素的敏感性和骨骼肌对葡萄糖的摄取，从而影响血糖水平，在给予糖尿病患者运动指导过程中应对治疗药物类型或剂量、服用方法、运动水平、运动与服药时间等进行相应的调整；通常需要维持运动中的血糖水平在 6.7 ~ 10mmol/L，同时还要警惕运动后延迟发生的低血糖。还有研究表明在无药物影响的情况下，长期有氧运动可使收缩压平均降低 5 ~ 7mmHg，长期阻力训练可使收缩压平均降低 2 ~ 3mmHg；短暂性的运动，随着运动强度的增加，正常情况下血压是逐步升高的，每增加 1MET，血压升高 10mmHg 左右，因此对于血压不稳定的患者，运动中血压过度升高的患者（大于 220/110mmHg），应注意调整运动强度及药物用量。

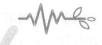

第二节
关注药物的不良反应
对运动康复的影响

给予患者指导药物处方时，药物的安全性至关重要，是保障运动康复顺利进行的前提，因此，心血管疾病康复医护人员应该非常熟悉各种常用药物的不良反应及相关的对策，及时识别运动康复过程中出现的心血管事件。同时也应充分了解患者合并用药情况，了解药物间可能出现的相互作用。

他汀类药物是广泛应用于临床的降胆固醇类药物，治疗机制主要是通过抑制胆固醇合成限速酶 3- 羟基 -3- 甲基戊二酰辅酶 A（HMG-CoA）还原酶，减少胆固醇的合成，可以显著降低总胆固醇（TC）和低密度脂蛋白（LDL-C）水平，降低血清甘油三酯（TG）水平，同时轻度升高高密度脂蛋白胆固醇（HDL-C）水平。通俗地说也就是他汀类药物通过降低"坏胆固醇"的水平、升高"好胆固醇"的水平起到多效性作用，但事实上胆固醇本身没有好坏之分，其"好""坏"是由量的多少决定的。提到他汀类药物，不少患者因惧怕其不良反应而自行停药，除了肝肾损害，与运动相关的不良反应是肌痛、肌肉病变、肌炎、肌坏死及横纹肌溶解。目前关于他汀类药物诱导的肌毒性的病理生理机制尚无定论，可能与他汀类药物导致的骨骼肌细胞内线粒体受损和能量供应不足有关。常用他汀类药物发生肌毒性的概率大小是临床医师及患者均比较关注的问题。目前，他汀类药物相关肌肉病变的发生率尚不完全明确，不同临床试验和临床实践之间存在差异。98%的试验缺乏评估轻中度肌肉不适主诉的详细标准。而在临床实践或真实世界中，肌肉不良事件的主诉都要高得多。PRIMO试验显示，法国中高剂量他汀类药物治疗患者中轻中度肌肉不良事件的发生率为10.5%。STOMP试验中，肌肉不良事件的发生率为9.4%，国家健康和营养调查研究横断面分析1999—2002年数据，结果显示，402例服用他汀类药物的患者中22%报告肌肉骨骼疼痛，未服用他汀类药物的患者中有16.7%报告疼痛。总体而言，氟伐他汀治疗后肌肉不良反应的发生率最低，仅为5.1%，接受高剂量辛伐他汀的患者发生率最高，占18.2%。

　　他汀类药物的肌毒性作用可能导致患者运动耐量下降，或不敢再进行运动，可能会把肌痛、乏力的原因归结于运动本身，从而影响患者运动康复的依从性，因此及早准确识别他汀的肌毒性至关重要。一般情况下老年人、合并多种疾病、应用高剂量他汀类药物、体质弱患者容易出现他汀类药物诱导的肌肉病变。一旦运动过程中或运动后出现肌痛不适，应尽早识别是药物不良反应还是运动过量引起的。因为大量或过量运动也可导致肌酸激酶增加，当监测到肌酸激酶明显增加时可能与患者过量运动相关；如果经鉴别是他汀类药物引起肌痛，应及时减量或换药。

　　β受体阻滞剂是心血管疾病治疗的基石药物，广泛应用于心血管疾病患者，对疾病预后具有重要价值。那么，β受体阻滞剂与运动耐量之间具有怎样的关系？研究发现对于心功能不全的患者而言，β受体阻滞剂可通过降低静息心率、增加左心室的充盈时间及改善血流动力学，提高心衰患者的运动能力，包括改善心肌重构及心肌代谢。与此同时，β受体阻滞剂也可通过减慢心率和负性肌力作用以及其他因素降低患者的运动耐量，两者的综合作用即是 β 受体阻滞剂对运动耐量产生的净效应。而针对存在高血压和健康人群的有氧运动能力的影响则是下降的，可能的原因在于以下几点。

（1）β 受体阻滞剂能降低患者的亚极量运动能力和最大摄氧量（VO_{2max}），这与 β 受体阻滞剂对心脏的负变时性、负变力性有关，导致心率和心排血量降低，继而引起骨骼肌血流量减少。同时，β 受体阻滞剂还可以使周围组织摄取 O_2 的能力以及流经肺部的血液携带 O_2 的能力下降。因此，服用 β 受体阻滞剂引起患者运动耐量降低，与骨骼肌血流动力学因素有关。

（2）阻滞 β 肾上腺素能受体后，α_1 肾上腺素能受体活性增强，后者可能诱发血管收缩，从而减少骨骼肌血流量以及骨骼肌 O_2 的摄取，并减少骨骼肌对血糖的摄取，降低骨骼肌能量供应。

（3）β 受体阻滞剂可降低患者的平均肺动脉压和肺动脉楔压，同时收缩支气管平滑肌，减少肺通气量；而位于肺泡内的 β_2 受体通过调节肺泡表面张力影响肺换气，升高二氧化碳弥散量。

（4）β 受体阻滞剂会影响患者血浆中的乳酸水平和钾通量，降低动脉平滑肌细胞对钾离子的敏感性，从而改变氧摄取斜率。综合来讲，β 受体阻滞剂可通过多条途径影响患者的运动耐力，既有血流动力学因素，也有外周神经肌肉因素，主要取决于所采用的 β 受体阻滞剂的类型、疗效和反应。

（5）
非选择性 β 受体阻滞剂要比选择性 β 受体阻滞剂对运动能力的损害更明显。如奈必洛尔对患者运动耐量影响较小，奈必洛尔和阿替洛尔均能增加患者运动时每搏输出量，但奈必洛尔可增加患者运动时心排血量，并显著降低总外周血管阻力，而阿替洛尔无此作用。又如普萘洛尔、阿替洛尔同时可抑制心脏的 $β_1$ 受体和肌肉的 $β_2$ 受体，使患者有氧运动时间缩短，运动耐量下降，使人感觉疲乏。

心血管疾病合并糖尿病的患者越来越多，降糖药物的更新及种类增多为心血管疾病的治疗带来曙光，那么它们在运动康复中起怎样的作用？以 SGLT2 抑制剂为例，这类药物对心血管和肾脏都有较好的保护作用，可显著降低心血管死亡或心衰恶化风险，但也有相应的不良反应，如低血糖、糖尿病酮症酸中毒、低血容量 / 低血压等。当出现这些不良反应时，患者会出现头晕、心慌、乏力等不适，影响运动处方的正常进行。因此，对于糖尿病患者一定要关注血糖控制情况、降糖药物应用情况，不要在餐后立即运动，应适当饮水，尽量在餐后 2 小时后开始运动，预防运动中发生低血糖。

此外，冠心病患者常合并多种疾病，为患者制定药物处方时要全面了解患者服用的各种药物，注意药物间的相互作用。如瑞舒伐他汀与维生素 K 拮抗剂合用，可导致患者出血风险增加，被患者误以为是康复运动导致的出血、损伤，影响患者康复运动的依从性；当他汀类药物与转运蛋白抑制剂联合应用时，可导致他汀类药物在人体的血浆浓度升高、肌肉病变风险增加，需注意剂量调整。

运动亦可引起外周骨骼肌血管扩张，血流重分布。硝酸酯类及 CCB 类药物、特拉唑嗪等药物因具有血管扩张作用，在服用降压药物的基础上，可能进一步增加外周血管的扩张，在患者运动评估、运动训练时，需注意发生低血压和直立性低血压的可能，应避免让患者突然改变体位或其他活动。此外，硝酸酯类药物与选择性 5 型磷酸二酯酶抑制剂（如治疗勃起功能障碍或肺动脉高压的西地那非等）同时服用时，可能会导致严重低血压，应该避免。

利尿剂是高血压和心力衰竭的一线治疗药物。服用利尿剂的患者容易出现过度疲劳和虚弱，这可能是酸碱失衡或电解质失衡的早期症状。心脏康复医师和治疗师由于与患者的紧密接触，应注意观察利尿剂导致的严重代谢或电解质失衡。此外，初始服用替格瑞洛，部分患者可能会出现胸闷、气短症状，要与运动过量导致的心功能不全加重加以鉴别，否则将影响患者康复积极性及康复进度。

地高辛是改善心力衰竭症状的强心药物，服用地高辛的患者可能会出现头晕、恶心、心律失常及意识障碍等，出现这些症状时康复医师及治疗师首先识别是否存在地高辛中毒症状，以避免出现严重或致命后果。

对于急性冠脉综合征患者或长期卧床患者，血栓形成风险增加，需预防性服用抗凝药物，康复医师及治疗师需要了解应用抗血小板、抗凝药物种类及剂量，了解出血风险。而且在康复治疗中手法治疗或运动中须小心，避免运动中损伤出血。

此外，除了心血管疾病相关药物之外，有些心血管疾病患者可能合并精神疾患，应用多巴胺受体阻滞剂治疗的人群可能会出现药物性帕金森综合征，增加跌倒风险，是老年人最严重的医源性运动障碍；第二类抗精神病药物引起的急性肌张力障碍，可表现为局灶性、节段性或全身性。

第三节
正确理解药物的不良反应

药物如同双刃剑，能产生疗效，也会带来一些不良反应，关键是要权衡利弊，正确看待药物的不良反应。若想将药物用对用好，达到最佳治疗效果并产生最少不良反应，就要求全面掌握药物的药理作用、药代动力学等特性以及可能产生的不良反应，同时充分了解患者的个体情况，包括对药物的反应、耐受力、依从性等，充分评估用药利弊，重视个体化治疗。而且有些情况下不宜认为是不良反应。如他汀类药物无疑可以降低患者心脏病和卒中的发病率，高风险人群服用他汀类药物的好处远远高于它的不良反应，而且可以通过应用中等剂量或小剂量以最大限度规避不良反应。此外，有研究发现他汀类药物有增加新发糖尿病的风险，但80%的新诊断糖尿病不能归因于药物，而且在二级预防中，使用他汀类药物增加的糖尿病风险可以被其减少的心血管相关死亡的风险所抵消。如β受体阻滞剂应用剂量过大可致窦性心动过缓或房室间不同程度传导阻滞。临床实践中，很多医生要么过分担心其不良反应，一旦发现静息心率降至每分钟60~70次，便及早减量，忽略了患者日常活动时心率允许增至每分钟90次或以上，特别是活动时。要么药物剂量增加过快，出现乏力不适，影响运动训练效果，这种情况下其实并未达到治疗效果，因为β受体阻滞剂的作用更主要地体现在抑制患者交感神经兴奋或减慢运动诱发的心率增快。特别是对于急性心肌梗死急性期患者，β受体阻滞剂的使用率仅占43%。正确的做法是逐步调整药物剂量，使患者的静息心率稳定在每分钟55～65次，一般活动时心率低于每分钟100次。而硝酸酯类药物的应用可能会导致患者出现心率加快、头疼、低血压等情况，我们要在患者应用该药前仔细询问用药史，以及是否发生过类似的不适症状，用药时也要从小剂量开始，同时要勤测血压，尽可能减少患者不良反应的发生。

第四节
坚持用药

要提高患者的依从性，让患者学会自我管理，不再随意减药、停药。同时，也需要反复向患者宣教心脏康复的管理理念，让患者了解运动处方和药物处方同等重要，并且需要长期坚持、定期调整、逐步滴定。当运动中出现不适时，患者应掌握如何及早识别，这也是心血管疾病三级预防的重要内容。

不少患者并没有意识到随意进行减药、停药、加量等不规范用药会带来怎样的不良后果。如对于急性心肌梗死行经皮介入手术的患者而言，过早地停用阿司匹林、替格瑞洛等抗血小板聚集药物可能会出现支架内血栓形成、冠脉再狭窄、急性心血管事件再发等。因此，在药物处方的管理中，我们要充分利用在康复运动过程中与患者接触的机会，在患者对自身状况较为关注、积极性较高的时候，应反复向患者介绍坚持药物治疗的必要性、重要性，让患者了解到擅自停药或减药的风险，并应通过规律随访观察药物潜在的不良反应，同时还应了解患者对药物的认识误区和其经济状况，合理调整药物，给患者最优化的药物处方，以提高患者依从性。

此外，临床药师参与心血管疾病康复药物处方管理也是非常有必要的。目前，临床药师与临床治疗脱节，而心脏康复理念管理下的药物处方应充分发挥临床药师的作用，由临床药师审核药物的适应证、分析药物的不良反应、药物间可能存在的相互作用，并应对患者规范随访，协助临床医师管理药物处方，可有效提高治疗的有效性及患者依从性。

心脏康复中药处方

第四章

中医学在两千年前便提出了"天人合一"的理念，主张人与自然的和谐发展；同时也提出，人体是一个有机的整体，在治疗上不能割裂来看，从这两点上看，心脏康复的"五大处方"非常符合祖国传统医学整体辨证论治的基本原则。

中医学在两千年前便有关于"真心痛""胸痹"等冠心病的相关描述及治疗方案的记载。中医学经过不断的发展成型，对论治冠心病有着成熟的、独特的治疗方案。因此，在心脏康复中结合中医、中药治疗很有必要。

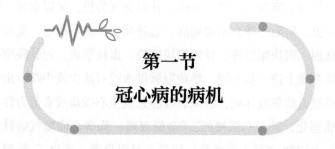

第一节
冠心病的病机

中医学所说的"病机"即是指疾病发生、发展、变化及其转归的机制。从中医的角度来看，冠心病的发病机制为心血瘀阻，由于血运不畅，滞于血脉而形成瘀血；同时，因为体内的阳气不足，气血运行不畅后，导致痰浊、瘀血这样的病理产物产生，阻塞在脉道之中，使得脉道失于温煦而运行不畅；简而言之，就是体质虚弱导致寒邪痹阻心脉。

冠心病的病机可以概括为本虚标实，中医学中，对于虚和实的定义是"精气夺则虚"和"邪气盛则实"；本虚是发病基础，标实是发病条件，可见从中医学的角度来看，冠心病的发病有着气血阴阳虚损、不足的自身体质因素，也有着气滞血瘀、痰浊寒凝等病理产物的影响因素，这一点也符合心脏康复从"五大处方"进行治疗的理念。《金匮要略·胸痹心痛短气病脉证治》中记载："夫脉当取太过不及，阳微阴弦，即胸痹而痛，所以然者，责其极虚也，今阳虚知在上焦，所以胸心痛者，以其阴弦故也。""阳微阴弦"是对冠心病病机的高度概括，即阳气衰微（阳微），而阴寒内盛（阴弦）是本病发生的重要原因，从中医虚实的角度来看，本虚为阳微，标实（局部病理产物斑块、血栓为主）为阴弦。

冠心病发作期即不稳定性冠心病，病机以标实为主，实者多为气滞、寒凝、痰浊、血瘀，并可交互为患，又以血瘀、痰浊多见，痹阻心脉，不通则痛。冠脉病变斑块不稳定，炎症反应强烈、斑块糜烂等，导致斑块破裂，血栓形成，冠脉狭窄在斑块基础上进一步加剧，导致冠脉供血绝对减少或中断，出现心肌缺血缺氧或坏死，临床表现静息发生心绞痛或者劳力性心绞痛恶化，甚至心肌梗死。《金匮要略·胸痹心痛短气病脉证治》中记载："平人无寒热，短气不足以息者，实也。"简要翻译一下，就是如果患者没有明显因发热、恶寒（非感染性原因）而导致的呼吸困难，在中医来看就是实证（邪气盛则实）。

冠心病缓解期即稳定性冠心病，病机以本虚为主，虚者多为气虚、阳虚、阴虚、血虚，尤以气虚、阳虚多见，患者多表现出动则疲乏，易气短，阳虚者更有畏寒的情况出现。这是由于血气亏损，肝肾不足，无以上奉于心，心脉失养，不荣则痛。稳定性冠心病在疾病发生发展过程中，斑块稳定，没有新鲜血栓形成，冠脉狭窄固定不变，在心肌耗氧量绝对增加时出现症状，表现为劳力活动时发生心绞痛，劳累程度稳定不变1个月以上，休息后心绞痛症状可自行缓解。

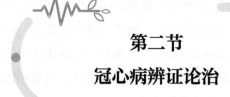

第二节
冠心病辨证论治

冠心病病机多为虚实夹杂，即患者本身的体质虚弱以及邪气盛（气滞、血瘀、痰浊、寒凝）相互影响。辨证论治是中医治疗的特色之一，"证"是疾病在不同阶段矛盾的集中体现，可以简单理解为，辨证，即是在辨其当下主要矛盾所在。是邪气实？还是正气虚？邪气又是哪种邪气为主？正气又是哪方面亏虚？

不稳定性冠心病以邪实为主，治疗以祛邪为主，包括化痰祛瘀，行气止痛，散寒通阳等治法，临床辨出一个或一个以上标实证型，或兼一个或一个以上本虚证型，进行祛邪治标或者扶正祛邪标本兼治，《金匮要略·胸痹心痛短气病脉证治》中记载："胸痹不得卧，心痛彻背者，栝蒌薤白半夏汤主之。"栝蒌薤白半夏汤使用的就是化痰通阳宣痹，针对邪实的治疗方案。

稳定性冠心病是经治疗病情稳定后，患者冠脉中的斑块较为稳定，此时的心绞痛发生多是由于劳力活动至一定程度时出现。此时需要注意，切不可一味地应用活血化瘀药物，久用则伤血耗血损伤人体正气，应按照稳定性冠心病辨证论治，扶正固本，调节免疫力，减少复发。稳定性冠心病病机以本虚为主，治疗以扶正固本为主，临床辨出一个或一个以上本虚证型，或兼一个或一个以上标实证型，进行扶正治本或者扶正祛邪标本兼治，《金匮要略·胸痹心痛短气病脉证治》中记载："胸痹心中痞，留气结在胸，胸满，胁下逆抢心，枳实薤白桂枝汤主之，人参汤亦主之。"人参汤，即临床常用的一个方剂——理中汤，是调补脾胃的一个重要方子，可见中医治疗冠心病并不是一味地使用攻邪方法。

一、标实证治

① **心血瘀阻**　静息和 / 或活动时（活动量较前下降）出现胸痛如绞，疼痛剧烈，固定不移，入夜尤甚，舌质紫暗或有瘀斑或舌下脉络迂曲紫暗，脉象沉涩。这类证候的特点在于疼痛部位比较固定，程度剧烈，多静息状态下发作，而舌象多呈现紫暗或有瘀斑，脉象多为涩脉（即脉来得不流畅）。

治法：活血化瘀，通络止痛（活血化瘀是该证候的重要治法，下同）。

方药：丹参饮或血府逐瘀汤。

（1）丹参饮：丹参、檀香、砂仁。

【方解】本方中丹参活血化瘀，檀香调气和胃，砂仁行气调中温胃，全方达调气化瘀，气行痛止之目的。

（2）血府逐瘀汤：生地黄、当归、川芎、赤芍、柴胡、枳壳、炙甘草、桔梗、牛膝、桃仁、红花。

【方解】方中桃仁、红花、当归、川芎、赤芍活血祛瘀；当归、生地养血化瘀；柴胡、枳壳疏肝理气；牛膝破瘀通经，引瘀血下行；桔梗开肺气，引药上行；甘草缓急，调和诸药。共奏活血调气之功。

用法：水煎服，每日 1 剂，分 2~3 次服用。

❷ **痰浊壅塞** 静息和/或活动时出现胸闷如窒，肢体沉重或形体肥胖，舌苔浊腻，脉滑。该类证候的特点是疼痛的性质以闷痛为主，而且此类患者多体形肥胖，其舌苔多浊腻（即看上去舌苔非常厚），脉滑（脉书描述为"如盘走珠"，即好像珠子在盘子走动那般滑利）。

治法：通阳泄浊，豁痰开结。

方药：瓜蒌薤白半夏汤。瓜蒌（便秘者用瓜蒌仁）、薤白、半夏。

【方解】半夏燥湿化痰，降逆散结；配以瓜蒌、薤白豁痰通阳，理气宽胸。

用法：水煎服，每日1剂，分2～3次服用。

❸ **痰热壅塞** 静息和/或活动时胸闷如窒，或灼热感，肢体沉重，或形体肥胖，舌红苔黄、厚腻，脉滑数。该类证候在上一证候类型的基础上多了热象，比如疼痛是出现的灼热感，舌苔除了厚腻还很明显变成黄色，脉也较前者更快。

治法：清热化痰，宽胸开结。

方药：小陷胸汤加丹参。瓜蒌（便秘者用瓜蒌仁）、黄连、半夏、丹参，便秘加大黄。

【方解】方中黄连清热泻火，半夏化痰开结，两药合用，辛开苦降，善治痰热内阻。更以栝楼实荡热涤痰，宽胸散结。三药共奏清热化痰，宽胸散结之功。丹参可活血化瘀。

用法：水煎服，每日1剂，分2～3次服用。

❹ **阴寒凝滞轻证** 静息和/或活动时出现胸痛彻背，感寒痛甚，面色苍白，四肢厥冷，舌苔白，脉沉细。这类证候的特点是温度低时胸痛发作更明显，并且患者会出现明显的寒象，即面色苍白，四肢厥冷。

治法：辛温通阳，开痹散寒。

方药：当归四逆汤。当归、桂枝、赤芍、细辛、炙甘草、通草、大枣。

【方解】方中当归既能养血，又能和血养血为君；桂枝温通经脉，以畅血行，赤芍益阴和营，二味相配，内疏厥阴，调和营卫为臣；细辛散表里内外之寒邪，通草入经通脉为佐；甘草、大枣温养脾气为使。诸药合用，有温养经脉，通畅血行之功。

用法：水煎服，每日 1 剂，分 2～3 次服用。

⑤ 阴寒凝滞重证 静息和 / 或活动时出现胸痛彻背，背痛彻心，痛无休止，身寒肢冷，喘息不得卧，脉沉紧。该证候较前者寒的程度更重。

治法：芳香温通，通阳止痛。

方药：乌头赤石脂丸。蜀椒、干姜、附子、乌头、赤石脂。

【方解】乌头、附子、蜀椒、干姜振阳气、逐寒邪，赤石脂安心气，填塞厥气横冲之孔道。

用法：水煎服，每日 1 剂，分 2～3 次服用。

⑥ 气滞心胸 情绪波动诱发，心胸满闷，善太息，嗳气或矢气转舒，苔薄白，脉弦。该类证候的特点是胸痛的发作与情绪相关，并且平素容易"太息"，即叹气，脉象多为弦脉（脉触感的紧张度高）。

治法：理气解郁，宽胸。

方药：枳实薤白桂枝汤。枳实、薤白、桂枝、厚朴、瓜蒌（便秘者用瓜蒌仁）。

【方解】方中桂枝、薤白宣阳通痹，枳实、厚朴、瓜蒌行气化滞。

用法：水煎服，每日 1 剂，分 2～3 次服用。

🌿 二、本虚证治（以劳力时发作为主）

❶ **脾气虚**　静息和/或活动时出现胸闷或胸痛，平素气短，乏力，腹满，纳差，便溏，舌质淡，苔薄白，脉弱。该类证候的特点是平时乏力、气短，并且食欲欠佳，大便易稀溏（不成形），中医的观点来看，这是因为脾气虚弱，因此治疗主要以补益脾气为主。

治法：健脾益气。

方药：保元汤。党参、黄芪、炙甘草、桂枝。

【方解】黄芪、党参补益脾气，桂枝温通心阳，炙甘草和桂枝辛甘化阳。

用法：水煎服，每日1剂，分2~3次服用。

❷ **脾虚湿盛**　静息和/或活动时出现胸闷或胸痛，形体偏胖，平素乏力，腹满，口不渴，便溏，舌质淡胖有齿痕，苔薄白腻，脉缓或滑。该证候的特点较上一证候多了湿的表象，在中医的观点中，脾主运化水湿，因此当脾气虚弱时，这一功能就受到影响，从而导致体内湿邪不能排出，最明显的特点是出现胖大舌或齿痕舌。

治法：健脾化湿。

方药：六君子汤。党参、白术、清半夏、陈皮、茯苓、炙甘草。

【方解】人参、白术、茯苓、甘草，此为四君子汤，可补益气；半夏燥湿以制痰，陈皮利气行痰。

用法：水煎服，每日1剂，分2~3次服用。

❸ **脾胃虚弱**　静息和/或活动时出现胸闷或胸痛，心悸，虚烦，腹满，时腹自痛，喜温喜按，纳差，形体消瘦，腹部凹陷或腹直肌明显，舌质淡，苔薄白，脉缓。该类证候的特点是

平时容易出现腹痛，并且腹痛喜被按或喜欢用温热的物体放在腹部；平卧时腹部呈凹陷或腹直肌明显。

治法： 建中益气。

方药： 黄芪建中汤。黄芪、桂枝、赤芍、炙甘草、生姜、大枣。

【方解】 黄芪大补脾气，桂枝汤可调和营卫血脉，方名建中，即建运中气。

用法： 水煎服，每日1剂，分2~3次服用。

④ **脾阳虚** 静息和/或活动时出现胸闷或胸痛，喜唾，便溏，口不渴，平素乏力，腹满，纳差，喜温喜按，舌质淡有齿痕，苔薄白或滑，脉缓。该类证候较脾气虚更多了阳虚的情况，所以喜温热的食物，或喜温暖物体靠近腹部。

治法： 温阳健脾。

方药： 理中汤。党参、白术、干姜、炙甘草。

【方解】 方中干姜温运中焦，以散寒邪为君；人参补气健脾，协助干姜以振奋脾阳为臣；佐以白术健脾燥湿，以促进脾阳健运；使以炙甘草调和诸药，而兼补脾和中。

用法： 水煎服，每日1剂，分2~3次服用。

⑤ **肾阳虚** 静息和/或活动时出现胸闷或胸痛，精神疲倦，畏寒肢冷，便溏，舌淡，边有齿痕，苔白，脉沉或迟。中医的概念中，肾为阳气之根本，因此肾阳虚，实则为元气虚，表现为精神疲倦，畏寒肢冷，火不生土（肾阳生脾阳），则便溏。

治法： 温肾回阳。

方药： 四逆汤。炙附子、干姜、炙甘草。

【方解】 方中生附子大辛大热，温壮肾阳，祛寒救逆为君；干姜辛热，温里祛寒，以加强附子回阳之效为臣；炙甘草甘温，益气和中，并缓解炙附子、干姜燥烈之性为佐、使。三味配合，具有回阳救逆之功。

用法： 水煎服，每日 1 剂，分 2~3 次服用。

⑥ **气阴两虚** 静息和 / 或活动时胸闷或胸痛，乏力，口干，失眠，心烦，舌红少苔，脉细弱。该类证候的特点是气、阴都不足，因此出现气虚症状，如乏力；阴虚症状，如口干，失眠，心烦。

治法： 益气养阴。

方药： 生脉饮。党参、麦冬、五味子。

【方解】党参主要是补肺气、益气生精，麦冬清肺、养阴、生津，五味子是敛肺、止咳、止汗，三药合用，共同起到补益肺气、养阴生津的作用。

用法： 水煎服，每日 1 剂，分 2~3 次服用。

⑦ **阴血不足** 静息和 / 或活动时出现胸闷或胸痛，心动悸，虚羸少气，形瘦短气，虚烦不眠，自汗盗汗，咽干舌燥，或大便干结，或质干而瘦小者，舌光少苔，脉结代。中医的概念中，阳是主动的，阴是主静的，当该类证候阴血不足时，阳气就会显得偏亢盛，表现为心动悸（心悸明显），虚烦不眠，自汗盗汗，咽干舌燥。

治法： 益气养血，滋阴复脉。

方药： 炙甘草汤。炙甘草、生姜、桂枝、党参、生地黄、阿胶、麦门冬、麻仁、大枣。

【方解】方中重用炙甘草甘温益气，通经脉，利血气，缓急养心为君；党参、大枣益气补脾养心，生地、麦冬、麻仁、阿胶，滋阴养血为臣；桂枝、生姜、清酒温阳通脉为佐。诸药合用，温而不燥，滋而不腻，共奏益气养血，滋阴复脉之功。

用法： 水煎服，每日 1 剂，分 2~3 次服用。

⑧ 元气不固　静息和/或活动时出现胸闷或胸痛，或怔忡，或气不足以息，或虚汗淋漓，舌淡苔薄白，脉涩弱。该类证候的特点是活动后疲劳非常明显，并且伴有虚汗淋漓。

治法：补肝固元。

方药：来复汤。党参、山萸肉、炙甘草、赤芍、桂枝、煅龙骨、煅牡蛎。

【方解】取"一阳来复"之意，医学泰斗张锡纯指出："萸肉救脱之功，较参、术、芪更胜。盖萸肉之性，不独补肝也，凡人身之阴阳气血将散者，皆能敛之。故救脱之药，当以萸肉为第一。"

用法：水煎服，每日1剂，分2~3次服用。

⑨ 正虚阳脱　任何活动或休息时即可出现胸闷或胸痛，喘促不宁，心慌，面色苍白，大汗淋漓，烦躁不安或表情淡漠，重则神志昏迷，四肢厥冷，口开目合，手撒尿遗，舌淡苔白，脉疾数无力或脉微欲绝。这类证候是危候，因此及时治疗非常的关键，当代中医大家李可老中医用其自创的破格救心汤治疗心衰患者非常有效，可资借鉴。

治法：回阳救逆，益气固脱。

方药：李可救心汤。制附子、干姜、山萸肉、煅龙骨、煅牡蛎、磁石、人参、炙甘草。

【方解】方中破格重用附子纯阳之品，大辛大热之性，雷霆万钧之力，斩关夺门，破阴回阳，挽救垂绝之生命。本方中炙甘草一味，更具神奇妙用。伤寒四逆汤原方，炙甘草是生附子的两倍，足证仲景当时已充分认识到附子的毒性与解毒的措施。甘草既能解附子的剧毒，蜜炙之后，又具扶正作用（现代药理实验研究，炙甘草有类激素作用，而无激素之弊）。方中山萸肉一味，"大能收敛元气，固涩滑脱。收涩之中，兼条畅

之性，故又通利九窍。流通血脉。敛正气而不敛邪气"。（此点
极为重要，为古今诸家本草未曾发现的特殊功效，可适应一切
心衰患者，虚中夹辨的特征，对冠心病尤为重要。）用之，可
助附子固守已复之阳。挽五脏气血之脱失。而龙牡二药，为固
肾摄精，收敛元气要药；活磁石吸纳下降，维系阴阳。

　　用法：水煎服，每日1剂，分2~3次服用。

第三节
辨证施膳

　　食疗是以中医基本理论为指导，对有药性的食物进行不同的搭配，通过一定的烹饪方式制成含有药性的膳食，也叫药膳。药膳可以调理身体、增强体质，在一定程度上还可以预防疾病，甚至有治疗疾病的作用。常见的药膳形式有菜肴药膳、药粥、药茶及药酒等。

　　2000 多年前我国现存最早的医学论著《黄帝内经》中记载了"五谷为养，五果为助，五畜为益，五菜为充，气味合而服之，以补精益气"的膳食配伍原则，以五谷为基础，搭配各式的水果、蔬菜、肉类，合理的饮食可以补精益气、增强体质。唐代药王孙思邈药膳专篇《千金食治》中记载："凡欲治疗，先以食疗，既食疗不愈，后乃用药尔。"宋代陈直的老年养生专著《养老奉亲书》中也记载："人若能知其食性，调而用之，则倍胜于药也。缘老人之性，皆厌于药而喜于食，以食治疾胜于用药……贵不伤其脏腑也。"食疗这种治疗方法比较温和，治疗的强度比较小，适合疾病初发、老弱等人群，疗效欠佳时再考虑使用药物的方式。

　　药膳处方的制定不是固定的，而是根据患者不同的体质特征，因时制宜、因地制宜，制定个性化的饮食指导，也叫辨证施膳。在中医的体系中，不同的食物有着不同的四气五味。四气指"寒、热、温、凉"这4种性质，五味指"酸、甘、苦、辛、咸"这5种味道，不同的气、味有着不同的功效，相互之间的搭配就有着丰富的变化。比如生姜，味辛、微温，有解表散寒、温中止呕、化痰止咳的功效，可用于风寒感冒、胃寒呕吐、寒痰咳嗽等病症。在风寒感冒初期，就可以利用生姜的辛温解表的力量，简单地搭配温补的红糖而成生姜红糖水，可以达到治疗的效果。明代李时珍的巨著《本草纲目》中列述了可供药用的食物达数百种，详述每种食物的性味、治疗作用、宜忌、服法等，也搭配了2 000多食疗方。根据患者的体质特征，在不同的季节，搭配相应的食材，"食助药力，药助食威"，达到补虚、泻实、调节阴阳平衡的效果。

一、根据不同季节选择适宜的食物

《黄帝内经》中记载："春夏养阳，秋冬养阴。"春季阳气升发，万物复苏，通于肝气。人体阳气也随着春天的气息逐渐增长，此时应顺时而为，可多做伸展活动，抒发憋闷之气，避免生气、肝气郁结，饮食上可适当地升补，比如葱、韭、豆豉、芽菜、香菜、面制品等。如果本身容易生气、失眠、上火，则需多食用潜阳疏肝之品，如白芍、乌梅等，少吃油炸辛辣等易上火的食物。在春天，脾胃之气较弱，可以进食补脾之物，如山药、党参、茯苓等。

夏季阳气浮于上，万物蕃秀，华气在外，通于心气。人体的阳气也随着夏气长到最盛，易炎热暑气。夏季养生在于养心，元代丘处机的《摄生消息论》中记载："夏季更宜调息静心，常如冰雪在心，炎热亦于吾心少减，不可以热为热，更生热矣。"宜清热解暑、健运脾胃，以清淡、易消化的食物为主，如银花露、酸梅汤、绿豆粥等。但需防止过食生冷寒凉之物而伤害脾胃阳气（消化、吸收的能力）。如果阳气不足，表现为怕冷喜暖、四肢冰凉等，就可以多食如干姜、白术、高良姜等温阳之物，借助夏天的长养之势，能有事半功倍的效果，这也是冬病夏治的原理之一。

秋季阳气开始潜降，空气中的水分也随之下降，表现为口干舌燥，皮肤干燥、大便干结等燥气过盛的症状。虽说秋冬进补，但秋季时要注意避免过分辛燥而加重燥邪的症状。可以适当多食水分较多的食物，比如水果、瓜菜，也可以使用沙参、玉竹、麦冬等养阴润燥，少食姜、葱、韭菜等辛辣及烧烤诸物。

冬季阳气潜藏，外表怕冷，阳气不足者可以借助大气潜藏之势来多进补，让补品更加容易消化与吸收，增加利用率。此时也可以配合羊肉、鸡肉、坚果、附子、干姜、巴戟天、杜仲、熟地等物来进行加强。但也因为阳气都藏在里，有人会因此觉得体内烦热，此时需要温和地疏导，使憋闷之气能顺利开散，可用莱菔子（萝卜的籽）、陈皮等，这也是"冬吃萝卜夏吃姜"的养生原理所在。

二、辨证分型

① 气虚体质 中医认为，气有推动、温煦、防御、固摄等作用，气能推动营养物质输送到全身各脏腑、经络，使它们得以濡润和充养，从而能维持各自的生理功能；同时还有抵御外邪、固摄体液的功能。气虚是指人体的气不足，导致气的基

本功能减弱，以气不足为主要表现，一般有容易疲倦、四肢乏力、容易头晕、不愿说话、说话声音低微、容易出汗、舌象较淡及脉象较虚弱等症状。推荐食物：人参、党参、黄芪、白术、山药、扁豆、大枣、牛肉等。

❷ **阳虚体质**　中医认为，阳气是人体物质代谢和生理功能的原动力，能温养全身，维护脏腑生理功能。阳气越充足，人体越强壮。阳虚即为阳气不足，除了也有气虚的表现之外，一般还有怕冷、手脚冰凉、形体白胖、舌象较淡及脉象沉迟等表现。推荐食物：羊肉、牛肉、鸡肉、狗肉、牡蛎、海马、韭菜、胡桃肉、榴莲、肉桂、枸杞、桂圆等食物。

❸ **阴虚体质**　中医体系里，阴气一般指津液、精血、脏腑等有形的物质，主要起滋润、涵养的功能。阴气不足称为阴虚，滋润、涵养功能下降，一般表现为形体消瘦、口干、咽干、五心烦热（手心、足心和胸口有燥热感）、两颊潮红、盗汗、舌象红、舌苔少及脉象细数等。推荐食物：糯米、乳品、燕窝、银耳、海参、甘蔗、莲藕、马蹄、山药、麦冬等养阴之物，不建议过多食用葱、姜、蒜、辣椒等辛辣食物。

❹ **血虚体质**　中医认为血具有濡养、滋润作用，能为脏腑、经络的生理活动提供营养物质。血虚的主要表现一般有面色苍白、疲劳乏力、头晕眼花、口唇淡白、心悸、失眠多梦、面色萎黄、手足麻木、舌象淡、脉象细，以及妇女月经量少、闭经。推荐食物：熟地、龙眼肉、当归、桑葚子、大枣、枸杞、阿胶、核桃、黑芝麻、乌鸡、猪肝、鱼胶等。

❺ **血瘀体质**　由于气虚、气滞、寒凝或外伤等原因所形成的体内血流不畅，停而成瘀。血瘀本身是一种病理产物，但由于它的出现，会阻塞经络，进一步影响气血的运行，危害较大，主要表现为固定的刺痛且不喜按压、皮下肿物、面色晦

暗、口唇色暗，皮肤粗糙、干燥如鳞状，舌象黯或有瘀斑，以及脉象涩。推荐食物：桃仁、山楂、丹参、柴胡、当归、川芎、红花、银杏叶、油菜、黑大豆等。

⑥ **痰湿体质** 痰湿是由于脏腑功能失调、水液运化不力导致人体内津液的异常停留，也是一种病理产物。痰湿内蕴，留滞脏腑经络，进一步影响了各种生理功能，中医有句名言"怪病皆因痰作祟"，就是指痰湿的常见性与危害性。痰湿的临床表现一般有体型肥胖、身重如裹（自觉身体沉重、好像有东西包裹住一样）、腹部肥满而松软、四肢浮肿、痰多、口中黏腻、易累、舌体胖、苔白滑腻及脉象滑等。推荐食物：扁豆、茯苓、白术、芡实、薏苡仁、赤小豆、陈皮、荷叶、木棉花、车前草等。

⑦ **气郁体质** 气郁一般为情志（情绪反应，喜、怒、忧、思、悲、惊、恐统称为"七情"）不舒畅，气机郁结所致。以气郁为主要表现，一般表现为急躁易怒、易于激动或闷闷不乐、经常叹气、失眠、胸满胁痛、嗳气腹胀、不欲饮食，以及女性月经不调，舌象淡红、舌苔白、脉象弦。推荐食物：佛手、陈皮、橙子、萝卜、芽菜、玫瑰花、薄荷、菊花等。

⑧ **阳盛体质** 与阳虚相对，为阳气比较亢盛，以实热象为主要表现，一般表现为形体壮实、面红、气粗、易烦躁、喜凉、怕热、口渴、喜冷饮、小便热、大便臭、舌象红及脉象实。推荐食物：黄瓜、冬瓜、西瓜、苦瓜、丝瓜、绿豆、白菜、梨子、香蕉、莲藕、马蹄、莲子心、海带、绿茶、苦丁茶、菊花等。

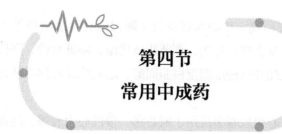

第四节
常用中成药

⚘ 一、心悦胶囊

心悦胶囊是以五加科植物西洋参的茎叶为原料，提取西洋参总皂苷研发而成的国家二类新药。临床上已被广泛应用于治疗多种心血管疾病，受到《冠心病及心肌梗死中医临床辨证标准及防治指南》《冠状动脉血运重建术后心绞痛中西医结合诊疗指南》等多个指南的推荐，是目前临床上使用较多的中成药之一，近 20 年来累计处方超过几亿人次。

心悦胶囊是从西洋参茎叶中提取的有效成分，仅有一类药物组成，即西洋参总皂苷，包括数十种总皂苷成分。从中医角度认为，西洋参味甘、微苦，性凉，具有益气养心、清热和血等功效；适用于气虚、阴虚两种证型兼有的冠心病心绞痛患者，一般症状有烦躁、疲倦、心悸、气短、自汗、口干、喉咙干且饮水多、自觉体内热、消化不良，以及手心、足心热，甚至痰中带血等。从西医的角度认为，心悦胶囊可以改善心肌缺血、使心肌的耗氧量降低，改善心肌功能、促进心肌代谢，促进缺血心肌血管新生、增加心肌血管密度，减少心肌细胞凋亡、减小梗死面积，改善心室重塑。同时还具有增强中枢神经功能，达到静心宁神、消除疲劳的作用。除此之外，心悦胶囊还具有其他药效：比如增强双抗（阿司匹林＋氯吡格雷）的抗血小板、抗血栓的作用，调节脂质代谢，降低血糖、降低血清中甘油三酯和低密度脂蛋白胆固醇，起到抗动脉粥样硬化的作用。

临床上心悦胶囊多应用于冠心病、慢性心力衰竭、高血压及心房颤动（房颤）患者，特别是稳定性冠心病、急性冠脉综合征、冠心病介入治疗术后及合并慢性肾功能不全或2型糖尿病的心血管疾病患者。

① 主要功效

（1） 在西医治疗的基础上，稳定型心绞痛的患者加服心悦胶囊可显著改善心绞痛严重程度分级。

（2） 不稳定型心绞痛及冠脉痉挛患者在西医常规治疗的基础上加服心悦胶囊可有效减少胸闷、胸痛发作次数，从而提高患者治疗效果。

（3） 急性冠脉综合征 PCI 术后患者在常规治疗基础上加服心悦胶囊可降低心源性死亡、非致死性心肌梗死和紧急血运重建的复合终点发生率，减少患者再住院率，同时不增加不良反应。从而提高患者生存质量评分。

（4） 在西医常规治疗基础上联合应用心悦胶囊，可降低急性冠脉综合征介入术后合并慢性肾功能不全患者的主要终点事件（心源性死亡、非致死性心肌梗死及因缺血导致的再次血运重建）、次要终点事件（因 ACS 导致的再住院、卒中及充血性心力衰竭）的发生率，并可延缓患者肾功能的恶化。

（5） 心悦胶囊用于治疗介入术后急性冠脉综合征合并糖尿病患者，能够减低心绞痛发生率，促进血运重建，降低血瘀证积分。

（6） 对于慢性心力衰竭患者，常规西医治疗慢性心力衰竭药物（如利尿剂、β受体阻滞剂等）联合心悦胶囊，可与其他活血化瘀中成药，如复方丹参片、复方川芎胶囊等同用，可明显降低患者因心血管死亡、非致死性心肌梗死、因缺血而进行的血运再重建等主要终点事件的发生率和次要终点事件（包括因急性冠脉综合征、卒中或充血性心力衰竭再住院）的发生率，同时可明显改善患者射血分数、临床心功能分级，降低B型脑钠肽水平，增加6分钟步行距离。

（7） 对介入治疗后无复流患者，给予通心络胶囊或心悦胶囊和丹参片。使用益气养阴联合活血化瘀药（心悦胶囊和丹参片）干预急性心肌梗死介入治疗后无复流的研究显示，在西医常规治疗基础上服用心悦胶囊和丹参片，患者在介入治疗后14天、3个月时心肌运动及收缩功能明显改善。故心悦胶囊是《急性心肌梗死（真心痛）中医临床实践指南》推荐用药。对气虚血瘀，气阴两虚，介入后无复流患者具有非常好的疗效。

❷ **用法用量** 每日3次，每次2粒，疗程为1~6个月。

❸ **用药禁忌** 实热证、湿热证人群慎用，症见壮热痰黄、大便秘结、舌红苔黄及脉滑数。此外，婴幼儿、孕妇、哺乳期女性慎用。

心悦胶囊属于《国家基本医疗保险、工伤保险和生育保险药品目录（2021年版）》乙类药物。在临床上具有协同抗栓、保护胃肠、药物搭桥、降低事件风险四大特点。多靶点多层次地作用于冠心病的多个病理环节。临床上服用安全，疗效可靠，已被广泛应用于治疗多种心血管疾病，受到《冠心病及心肌梗死中医临床辨证标准及防治指南》《冠状动脉血运重建术后心绞痛中西医结合诊疗指南》等多个指南的推荐，是目前临床上使用较多的中成药之一。

❧ 二、冠心丹参滴丸

冠心丹参滴丸的药物组成是丹参、三七、降香3味中药，来源于《施今墨对药临床经验集》中治疗心脑血管病的经典药对——丹参和三七。丹参、三七加上降香的组合，就是《中国药典》所收录的冠心丹参片。冠心丹参滴丸是由在冠心丹参片的基础上由片剂改良成滴丸，使成分吸收和药效发挥更佳。

冠心丹参滴丸的有效成分主要有酚酸类成分（丹酚酸 A、丹酚酸 B、丹参素、原儿茶醛、丹参酚等）、皂苷类成分（人参皂苷三七皂苷 R1、人参皂苷 Rb1、人参皂苷 Rg1 和人参皂苷 Re 等）、黄酮类成分（丹参酮 Ⅰ、丹参酮 Ⅱ A、丹参酮 Ⅲ B、隐丹参酮、三七黄酮 A、三七黄酮 B 等）以及降香油等。研究表明，其成分对冠心病、心肌缺血、心肌梗死等有益处，改善微循环障碍，抗炎、抗肿瘤。

丹参为唇形科植物丹参（Salvia miltiorrhiza Bunge.）的干燥根及根茎，味苦，微寒，具有活血祛瘀、通经止痛、清心凉血等之功效。三七为五加科植物三七［Panax notoginseng（Burk.）F. H. Chen］的干燥根，味甘、微苦，性温，能散瘀止血、消肿定痛。降香为豆科植物降香檀（Dalbergia odorifera T.

Chen）树干和根的干燥心材，味辛、性温，能行气活血、止痛、止血。3种药材共同配伍使用，具有活血化瘀、理气止痛等功效，可用于气滞血瘀型的冠心病心绞痛，一般症状可见胸闷、胸痛、心悸、气短，胁肋胀痛，女性的痛经、月经不调，舌象瘀斑等。

三、养心氏片

养心氏片的药物组成有黄芪、党参、人参、淫羊藿、灵芝、丹参、当归、山楂、醋延胡索、葛根、地黄、黄连、炙甘草，共13味中药。药方源于首批全国名老中医周次清教授的临床经验，有益气、活血、安神的作用。

周次清教授认为，冠心病是慢性进展性疾病，久病多虚。基于"以补为养、以通为养、以安为养"的养心理念，养心氏片强化补气、安神、活血。经过研究，养心氏片可以改善心肌、骨骼肌线粒体能量代谢，降低耗氧量，抑制心肌细胞的凋亡，提高运动耐量，提高带病生活质量，同时也能抑制动脉粥样硬化炎性改变。

黄芪、党参、人参、炙甘草均味甘，能补中益气。灵芝味甘，性平，能补气安神。淫羊藿味辛、甘，性温，能补肾阳、强筋骨、祛风湿。丹参味苦，微寒，能活血祛瘀，通经止痛，凉血安神。当归味甘、辛，性温，能补血、活血，调经止痛。山楂味酸、甘，微温，能消食、散瘀、降脂。延胡索味辛、苦，性温，能活血，行气，止痛。葛根味甘、辛，性凉，能退热透疹，生津止渴，升阳止泻。地黄味甘，性寒，能清热凉血，养阴除烦。黄连味苦，性寒，能清热、泻火、除烦。这些药物配伍，共同起到益气活血、化瘀止痛的功效，适用于气虚血瘀型的冠心病心绞痛，一般症状可见神疲乏力、少气懒言（气不足，不愿意说话）、自汗、怕冷、心悸、气短、胸闷、心前区刺痛、头晕及头痛等。